骨的多孔弹性与液流机械传导

于纬伦　编著

Porous Elasticity and Fluid Flow Mechanotransduction of Bone

化学工业出版社

·北京·

内容简介

本书共分为六章，研究了受载骨组织在多尺度下的多孔弹性行为及液流刺激信号传导机制。通过构建宏观、宏细观、细观和细微观尺度的多孔弹性力学模型，分析了不同层级结构在生理载荷下的应力应变场和液体流动行为，揭示了骨陷窝和骨小管形态对液体流动的具体作用，为理解骨组织力学行为和生物学功能提供了新视角。本书适合骨科相关专业的临床医师、科研工作者参考使用。

图书在版编目（CIP）数据

骨的多孔弹性与液流机械传导 / 于纬伦编著.
北京：化学工业出版社，2025. 8. -- ISBN 978-7-122-49066-7

Ⅰ. R68

中国国家版本馆 CIP 数据核字第 20250AY380 号

责任编辑：李少华
责任校对：张茜越　　装帧设计：史利平

出版发行：化学工业出版社
（北京市东城区青年湖南街 13 号　邮政编码 100011）
印　　装：北京科印技术咨询服务有限公司数码印刷分部
710mm×1000mm　1/16　印张 8½　字数 166 千字
2026 年 1 月北京第 1 版第 1 次印刷

购书咨询：010-64518888　　售后服务：010-64518899
网　　址：http://www.cip.com.cn
凡购买本书，如有缺损质量问题，本社销售中心负责调换。

定　　价：78.00 元

前言

骨骼，作为人体内不可或缺的支撑结构，不仅承载着身体的重量，保护着内部器官，还参与了多种复杂的生理活动，如运动、血液生成以及矿物质代谢等。长久以来，骨骼被视为一种静态的、刚性的组织。然而，随着生物力学、材料科学以及分子生物学等领域的交叉融合，科学家们逐渐揭示了骨骼其实是一种高度动态、智能且多功能的生物材料。《骨的多孔弹性与液流机械传导》一书，正是基于这一背景，深入探讨了骨骼的多孔弹性特性及其内部液体流动如何影响骨骼的生理功能与适应性变化。

骨骼的复杂层级结构是其多孔特性的直接体现。从宏观的股骨、胫骨等长骨，到微观的骨单元（哈弗氏系统）、骨陷窝-小管系统，每一层级都展现了自然界精妙的设计。这种多孔结构不仅赋予了骨骼轻质而高强度的特性，还为其内部液体的流动提供了通道。骨内液体，包括血液、组织液等，通过这些孔隙结构在骨骼内部循环，为骨细胞提供必要的营养物质，同时带走代谢废物，维持着骨骼的生理平衡。

多孔弹性理论，作为描述固液耦合多孔材料行为的重要工具，为理解骨骼的力学特性提供了理论基础。该理论综合考虑了固体骨架的变形与孔隙内液体的流动，通过建立控制方程来描述两者之间的相互作用。在骨骼中，这一理论的应用不仅揭示了骨骼在受力时的弹性响应，还阐明了骨内液体流动如何受到外部载荷的影响，进而影响骨骼的生理功能。例如，在人体日常活动中，骨骼受到周期性载荷的作用，导致骨内液体产生压力梯度，驱动液体在骨陷窝-小管系统内流动，这一过程对于骨细胞的营养供应和代谢废物的排出至关重要。

液流机械传导，作为骨骼适应性变化的重要机制，近年来受到了广泛关注。研究表明，骨内液体的流动不仅为骨细胞提供了必要的生存环境，还通过产生流体剪切应力、流动电位等物理信号，直接作用于骨细胞，调控其生物学行为。这些物理信号能够激活骨细胞内的信号转导通路，促进成骨细胞的增殖与分化，抑制破骨细胞的活性，从而维持骨骼的稳态。特别是在骨骼受到外力作用时，液流机械传导机制能够迅速响应，通过调整骨内液体的流动模式，引导骨骼发生适应性重建，以应对外界环境的变化。

骨骼的复杂结构与功能要求我们在研究其力学特性与生理机制时，必须采用多尺度建模的方法。从宏观的骨骼整体结构，到细观的骨单元、骨板层，再到细微观的骨陷窝-小管系统，每一尺度都有其独特的力学特性与生理功能。通过建立跨尺度的有限元模型，我们可以模拟不同尺度下骨骼的力学响应与液体流动行为，揭示其背后的物理机制与生物学意义。这种多尺度建模的方法不仅提高了我们对骨骼复杂行为的理解，还为骨骼疾病的诊断与治疗提供了新的思路。

随着对骨骼多孔弹性与液流机械传导机制的深入理解，我们正逐步揭开骨骼适应性与再生能力的奥秘。未来，这些基础研究成果将有望转化为临床应用，为骨骼疾病的预防、诊断与治疗提供新的策略。例如，通过调控骨内液体的流动模式，我们可以促进骨折的愈合，防止骨质疏松的发生；通过模拟骨骼在特定力学环境下的响应，我们可以设计出更加符合人体工学的植入物，提高手术的成功率与患者的康复质量。此外，随着纳米技术、生物材料学等领域的快速发展，我们还将有望开发出具有智能响应特性的新型骨骼修复材料，进一步推动骨骼医学的进步。

总之，《骨的多孔弹性与液流机械传导》一书不仅为我们揭示了骨骼复杂而精妙的力学特性与生理机制，还为我们探索骨骼疾病的防治之道提供了宝贵的理论基础。在未来的研究中，我们有理由相信，随着对骨骼多孔弹性与液流机械传导机制的深入探索，我们将开启骨骼医学的新篇章，为人类的健康事业做出更大的贡献。

编著者

2025 年 8 月

目 录

第四章 细观尺度模型 // 59

第五章 细微观尺度模型 // 81

第一章 绪论

骨组织是一种具有复杂层级结构的生物复合材料，能够承重、为细胞提供生长附着以及实现各种复杂运动。由于骨内存在哈弗氏管、福克曼氏管和骨陷窝-小管系统等结构，这些孔隙结构使得骨成为一种多孔隙介质材料。其中，约 75%是固体部分，约 25%是液体部分。这种属性决定了骨感受外界载荷刺激的两种基本途径（和功能）。第一，固体直接感受力信号传递——承载（维持一定的组织结构形态）。第二，内部液体流动刺激参与下的信号传导——营养输送、废物排泄（新陈代谢）。近年来发现骨液流动参与下的力和力-电信号传导的意义更加积极和深远。在生理载荷由宏观传递到微观的过程中，不同层级之间的功能单元会表现出不同的性质，但相互之间又有紧密的联系，使得骨组织可以执行同一的力学、生物和化学功能，如支撑、保护、运动、骨重建和化学离子平衡等。在实现这些功能的过程中，骨内液体流动扮演着重要角色。骨内液体流动是骨细胞生存的必要条件，它会产生压力梯度、流速、溶质运输、流体切应力及流动电位等效应，这些效应会作为信号被骨细胞感受到并发出骨形成和骨吸收指令，从而影响骨的宏观和细观的力学性能。在这个过程中流体与骨细胞膜或细胞骨架产生的流体剪应力，被认为是导致骨适应过程的生化反应被激活的最主要原因，在骨的力学感觉系统中起到重要作用。

骨细胞是一类成熟的骨类细胞，埋藏在骨矿物基质中。通过大量研究事实证明骨细胞是关键力学感应细胞，并可以直接调控成骨细胞和破骨细胞完成骨重建过程。研究者普遍假设骨细胞接收的外界力学刺激主要来自骨的宏观变形引起的骨细胞体外组织液的流体剪切作用。骨细胞体外组织液的流动与细胞内部的力学信号传导的关系还不清楚。特别是在力学信号传导的初始阶段，信号分子是如何被力学刺激激活的，这个问题有待进一步研究，因此，研究受载后骨组织内各层级结构中的流体渗流行为具有重要意义，也是进一步研究其参与信号传导刺激骨（细胞）生长、分化的必要前提。鉴于骨骼内部产生的液体流动很难被实验检测到，理论计算是目前主要的研究方法。多孔弹性理论能够同时考虑孔隙结构中的固体和液相，是建立骨组织两相模型的重要工具。

1.1 骨组织的多层次结构与功能

图 1-1 是骨组织的多层次的分级示意图。第一层次是骨结构，可以看成骨组织的宏观层次，主要由骨单元（骨单位）群、骨膜和骨髓组成。骨单元和骨板层可以看成第二层次，哈弗氏系统，也就是骨组织细观层次。骨单元可以看成一个半径约为 100～300μm 的类圆柱体，其结构由一层层的骨板层围绕中间的哈弗氏管组成，板层之间附着着大量骨细胞。第三层次是骨陷窝-小管系统和单个骨板层，可以看成骨组织微观层次。骨小管放射状地横穿骨板层，一端起始于哈弗氏管，另一端终止于黏合线，其间也连接着骨陷窝（里面附着骨细胞），主要包括细胞体（看成椭圆长轴为 10μm 的椭球）、细胞突触、骨陷窝和细胞周质等。第四层次是骨细胞周质-纤维蛋白，主要包括周质基底、蛋白多糖链、间隙液流层、骨胶原纤维等。

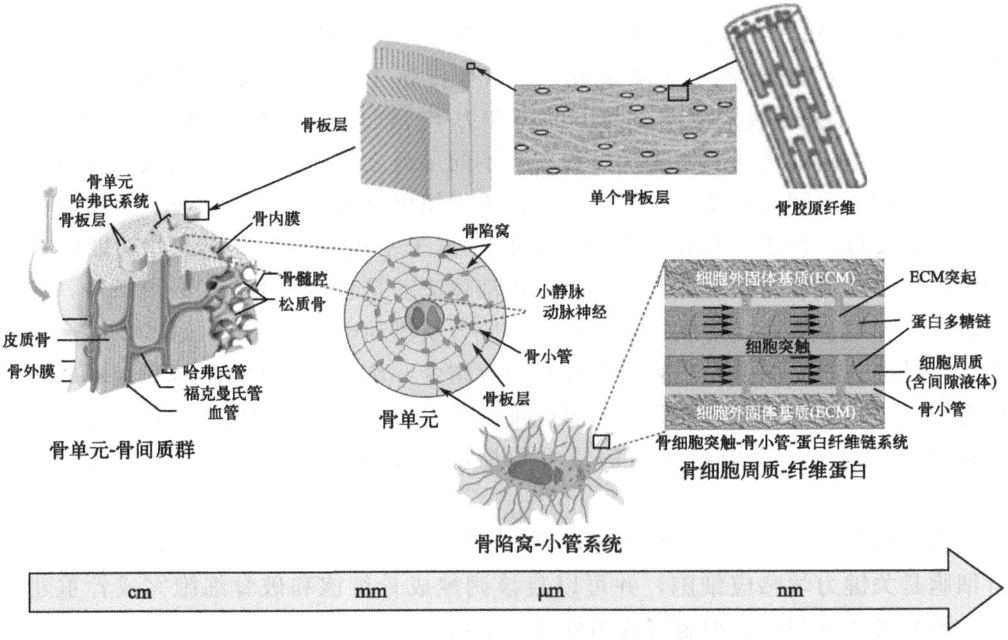

图 1-1　骨组织的多层次分级结构示意

生物力学研究领域常用股骨反映骨骼的结构组成。本书以股骨为例。从宏观上来看，见图 1-1，股骨从外到内由骨外膜、骨间质、骨单元、松质骨、骨内膜和骨髓腔构成。骨膜包括骨外膜和骨内膜。骨外膜是一层坚硬的结缔组织，其紧贴在骨的外表面但不覆盖关节软骨。骨内膜是紧贴在骨髓腔内表面的一层膜，含有骨原细胞和破骨细胞等。骨外膜可以分为纤维层、中间层以及生发层。位于浅表的纤维层主要由粗大的胶原纤维束构成，含有较少的细胞。位于中间的中间层主要是由未分化细胞和毛细血管组成。位于深面的生发层可以为骨吸收与骨形成提供丰富的细胞资源。生发层是骨膜参与成骨作用的关键。骨外膜还能合成和转化生长因子 β、胰岛素样生长因子以及骨形态发生蛋白 2 等。骨髓腔内含有骨髓，骨髓有造血和存储能量的功能。

皮质骨和松质骨是组成骨组织的主要单位。皮质骨主要是分布在长骨骨干位置和包围在干骺端的薄的外壳的组织，内有哈弗氏管和与哈弗氏管相交连接的福克曼氏管（图 1-1），在二者内部存在毛细血管。皮质骨是由紧密排列的板层结构组成，按其排列方式可分为外环骨板、骨单元和骨间质和内环骨板，其中皮质骨的主要组成单位是骨单位。皮质骨有保护和支撑功能，有助于长骨负重。皮质骨的应力和应变与其内骨胶原纤维排列方向和载荷作用的方向密切相关。研究表明，皮质骨纵向（即骨单位方向）上的强度和刚度要大于其横向上的强度和刚度。若垂直于骨单元方向受力，则骨的断裂方式更脆，表示骨组织发生屈服后只有很微弱的非弹性变形。因此，长骨在轴向上的抗应力能力强于横向上的抗应力能力，表现出各向异性的特点。皮质骨的力学特性还会受到力学试验加载速度的影响，在力学试验加载频率高的情况下，皮质骨的弹性模量和极限应力的测量值比加载频率低的情况明显增加。其强度和应力-应变还依赖力学试验的应变率，展现出黏弹性材料的性质。皮质骨作为一种组成成分复杂的复合材料，同时表现出各向异性和黏弹性的特点，因此对皮质骨进行研究时针对其材料特性选择合适的加工、储存与力学测试方法尤为重要。

靠近骨髓腔由棒状和片状的骨小梁相互连接而成的三维立体网络结构为松质骨。骨小梁是由不规则排列的骨板层和骨细胞构成。松质骨具有大小各异的孔隙，因此形成了孔隙率和密度不同的结构。骨小梁之间的空隙中充满着骨髓和血管。由棒状网络结构组成的低密度的松质骨内的细胞处于相对开放的环境；由片状网络结构组成的高密度的松质骨内的细胞处于相对闭合的环境。皮质骨和松质骨的区分主要依据是骨的相对密度值，即与完全致密的皮质骨矿物密度的比率。松质骨相对密度值的范围为 0.05～0.70，与之对应的孔隙率的范围在 30％～90％。低密度的皮质骨同高密度的松质骨的相对密度值有时候非常相近，需要进行人工区分。松质骨的组成单位是骨小梁，其排列形式不同导致松质骨具有不同的结构形态和力学性能。松质骨是骨重建最活跃的区域，其包含两级不同尺度的孔隙结构，即骨小梁结构和骨陷窝-骨小管结构。成骨细胞和破骨细胞通常贴附于骨小梁表面，前者可以分泌骨基质以促进骨形成，后者溶解骨矿物导致骨吸收。在这些骨小梁中同样具有更小一级的骨陷窝-小管系统，甚至可以形成类似密质骨骨单元的结构。

从细观尺度上来看，每一个骨单位呈类圆筒状，由中央的哈弗氏管和环绕其周围的多层呈同心圆排列的板层结构（骨板层）组成（10～20 层），各层之间分布着大量骨细胞，与骨干的长轴呈平行排列。骨板层由骨胶原纤维排列组成，相邻骨板层中的胶原纤维方向各异，相互之间呈现一定的角度（图 1-1）。哈弗氏管与环绕其外围的骨单元合称哈弗氏系统（图 1-1）。哈弗氏管（半径 20～200μm）与福克曼氏管彼此连通。哈弗氏管与骨陷窝-小管也彼此连通且进行重要的液体交换。这种液体交换是液流刺激信号传递和骨细胞进行新陈代谢的重要基础。

骨单元和骨单元之间的区域是由形状不规则的骨板平行排列构成，被称为骨间质。它们是骨单元在骨重建过程中未被完全吸收所剩的残留组织。外环骨板是环绕骨干外表面排列的板层结构。外环骨板较厚，由几层到几十层板层结构整齐地包裹骨干排列，其外连接着骨外膜。外环骨板中分布着横穿骨板层的福克曼氏管，且有小血管内连接骨组织，外连接骨外膜。内环骨板是紧贴骨干内表面的板层结构，是由几层不完整的紧贴骨髓腔表面的骨板层构成，其比外环骨板薄，且因骨髓腔表面的不平整而排列不及外环骨板整齐。所有板层结构都紧密地结合在一起，其中间仅有少量的供组织液流动的孔隙。每个骨单元表面有一层厚度为数微米的黏合质，称黏合线。骨单元是皮质骨中起支撑作用的主要结构单位。

从微观上来看，骨组织内分布着大量的骨细胞、骨原细胞、成骨细胞和破骨细胞。骨原细胞主要分布在骨外膜的生发层。成骨细胞是一类具有分泌构造骨组织所需的胶原纤维及基质的能力的骨类细胞，其由骨原细胞分化而来且主要单层排列于新形成骨的表面。破骨细胞分布于骨组织表面，在骨产生、生长、保持平衡和修补中发挥作用。骨细胞是骨组织内占分量最大的细胞，主要位于骨基质的板层结构内或骨板之间。骨细胞是由成骨细胞逐渐被包埋进骨基质中形成的，同时其结构和形态也发生了很大的变化。新生的骨细胞呈星形，通过骨小管内的骨细胞突触与其他骨类系统沟通和接触。新生骨细胞体积比成骨细胞小 30%，比成熟骨细胞要小 70%，且形状由圆形变成椭圆形和星状。骨陷窝-小管系统由相互连通的骨陷窝和骨小管组成，同时形成骨组织特有的多孔结构。骨陷窝-小管系统网络内的液体流动是维持骨细胞活性的基础，也是骨细胞感受力学信号的来源。年龄增大和骨质疏松症等疾病可明显导致骨陷窝和骨小管发生形态和结构上的改变，这有可能导致骨细胞获得营养和感受力学刺激的变化。骨陷窝-小管系统是骨细胞新陈代谢和废物运输，物质交换的功能性结构。

体内外实验及理论模型均已证实，外部载荷作用会引发骨组织内的流体流动现象。该液体流动不仅为骨细胞提供营养和排除代谢废物的途径，还是其感受力学环境变化进行骨重建的关键因素。骨陷窝-小管间隙内充满细胞外液体且存在一个凝胶样的纤维基质，其纤维与纤维的间距大约 7nm，纤维半径大约 5nm。目前已知骨组织主要有三个水平的液体流动通路：第一个是哈弗氏管和福克曼氏管，半径大约 3～50μm；第二个是骨陷窝-小管系统，骨陷窝半径为 3～15μm（含有骨细胞），骨小管半径约 10～30nm（包含骨细胞突触）；第三个是位于胶原和羟基磷灰石之间的孔隙，半径大约 10nm，是在胶原矿化的过程中形成的。包含在骨小管中的骨细胞突触主要由肌动蛋白微丝和细丝蛋白组成，是重要的力学感受器。当机体产生需求时，骨细胞能诱导其周围骨基质发生溶解，进而释放出其中的矿物离子，以此维系化学离子的平衡状态。

从生物学的角度来看，骨组织有以下几方面的功能：①为内脏等组织提供支撑和保护是生命体的支架，并为躯体的运动提供坚固的运动链和肌肉附着点，使肌肉和身体得以完成复杂的运动。②骨组织参与一些化学物质代谢，如钙（Ca）。骨中储存着大量的Ca、磷（P）等矿物质。人体90%以上的Ca和85%以上的P以羟基磷灰石的形式存在于骨组织中。当机体需要时可以促使这些矿物质溶解，从而维持体内的化学离子平衡。③骨骼内的骨髓是人体的造血组织。骨髓造血功能差可能导致患者出现贫血、感染、出血等症状。

从组成成分上来看：骨组织由细胞和细胞外纤维有机基质（又称类骨质）组成，基质中的组成成分为90%的胶原和10%的无定型基质（包括黏多糖和糖蛋白）。无定形基质有黏着胶原纤维的作用，是成骨细胞分泌的凝胶状物质。其主要成分为蛋白多糖、骨钙蛋白、骨磷蛋白以及骨粘连蛋白等糖蛋白。无机成分又称骨盐，包括$Ca_3(PO_4)_2$、$CaCO_3$、$C_{12}H_{10}Ca_3O_{14}$等。它们是长10～20nm的细针状的羟基磷灰石结晶，其与骨胶原纤维紧密结合且沿着其的长轴排列。胶原纤维束有序地成层排列，无定形基质将它们黏合在一起，加上骨盐沉积，形成薄的纤维结构（也被称为骨板）。同一层骨板内的纤维大多是平行排列的，相邻的骨板层中的纤维则存在一定的夹角，这种结构形式可以增强骨的支撑能力。有机质中的矿物质结晶决定了骨的强度和刚度，且矿物含量占骨体积的50%和重量的75%。骨矿物质的主要成分是$Ca_3(PO_4)_2$和$CaCO_3$，并含有少量的Na、Mg和氟化物。骨组织通常具有一定的韧性，这主要是其内有胶原纤维和其他有机大分子结构，可以有效地抵御外部载荷造成的伤害，但胶原纤维的抗压性和弹性较差。当二者结合在一起，却具有很大的结构强度，从而使骨获得优良的力学性能。

1.2 骨内液体流动

1.2.1 骨重建过程

在人类的日常活动中（走路、跑步、跳跃等），来自肌肉的收缩力，身体本身的重力和活动产生的冲击力等生理载荷会使骨组织产生变形。而骨组织的变形会引起附着于其上的骨细胞产生相应的应变和骨内孔隙空间改变，引起孔隙内液体的流动，进而在骨细胞膜和骨小管上产生流体剪切力。在生理载荷作用下，骨细胞感受力学刺激后，通过调控破骨细胞与成骨细胞的活性，引发骨组织内“骨吸收”与“骨形成”的协同过程，从而实现骨结构的适应性改造与重建，这一动态平衡过程称为骨重建。骨重建是骨组织进行自我更新和调整的主要方式，其决定骨的结构及骨量分布。这就是骨的功能适应性机制的基础（骨能改变自身的微结构以适应外在的力学环境）。骨重建发生于骨表面，成骨细胞主导的骨形成功能与破骨细胞主导的骨吸收功能协调活动。如图 1-2 所示，在人类的日常生活中，骨经常都受生理载荷的作用（走路、跑步），使得骨组织开始变形并导致骨内液体流动。液体流动伴随着流体切应力、化学运输、流动电位等效应，这些效应会诱导骨细胞释放骨重建信号并进行传递。

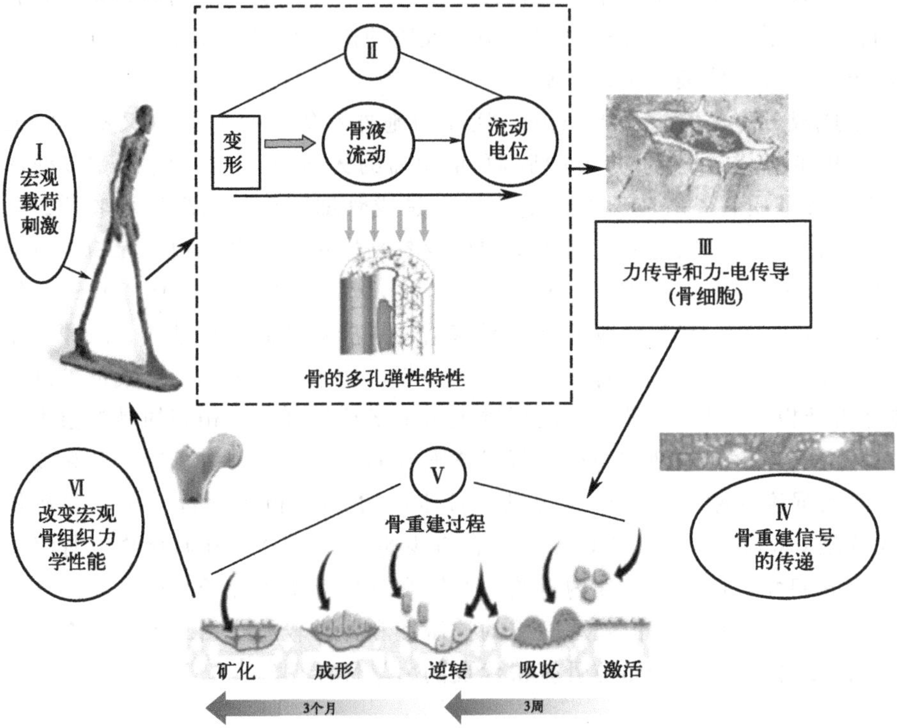

图 1-2　骨组织受力变形诱导骨内液体流动

效应细胞被激活后就开启了骨重建过程：如图 1-3 所示，在骨重建过程中，破骨细胞吸收骨组织形成一个吸收腔后（骨吸收期大约为 7 天），骨重建活动进入逆转阶段，逆转阶段包括细胞信号传递引起活跃的破骨细胞发生凋亡和成骨前体细胞分化并附着于骨表面。成骨细胞大约在 1 周后开始向吸收腔分泌类骨质。类骨质矿化为坚硬骨组织至少需要 1 周。骨重建的骨形成期可持续数月，要比骨吸收期长得多。机体通过骨重建过程可显著改变骨的宏观力学特性，比如骨密度和弹性模量。破骨细胞和成骨细胞是骨重建过程中最重要的两种效应细胞，而骨细胞主要负责将力学刺激信号转化为成骨细胞和破骨细胞的调节信号，是骨内所有细胞中对力学刺激最敏感的细胞。此外，骨内生化因子、化学及营养物质运输、pH 值等参数也会在力学刺激下发生改变。骨内液体流动及其产生一系列效应在重建过程中的信号之间的传递、化学物质及营养成分的运输和代谢物的排放起到了关键作用。所以研究载荷诱导的液体流动对分析骨组织细胞如何接收力学刺激并调控骨组织宏观力学性能具有重要意义。

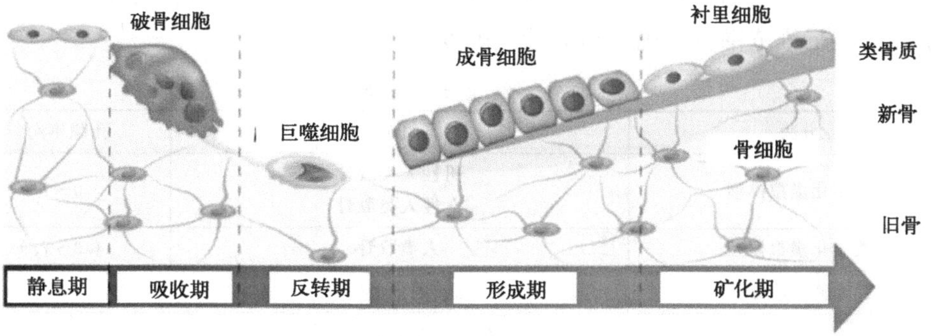

图 1-3 骨重建过程

1.2.2 骨的孔隙率

骨内流体主要存在于骨骼中的三个层次的孔隙通道内（图 1-4)。骨组织中孔隙率从大到小依次为：血管孔隙率（VP）最大，其体积涵盖骨内所有含血管的孔道，包括直径约 50μm 的哈弗氏管与福克曼氏管（Volkmann 管)。骨陷窝-小管孔隙率（LCP）次之，与骨细胞所在的陷窝及连接陷窝的小管通道相关。骨细胞与陷窝-小管壁之间的间隙（约 100nm）由纤维基质和间质液填充。胶原-磷灰石孔隙率（CAP）最小，孔隙存在于胶原纤维与磷灰石微晶之间，此尺度下多数水分子与骨内离子晶体结合（约 1nm)。

血管孔隙率在人体中跨度很大，从 4%到超过 16%，而在小鼠中跨度比较小（1%～5%）（表 1-1)。Feik 等通过采集年轻男性和女性股骨的平均血管孔隙数字化图像求得 VP 约为 7%。Stein 等发现血管孔隙度与年龄有关，随着年纪的增加其骨孔隙率有增加的趋势。21～92 岁受试者的人类股骨骨干孔隙率平均为 6%。Bousson 等使用显微照相术测量的人类股骨的平均血管孔隙度为 8%～10%。Cooper 等使用 m-CT 和显微摄影术测得

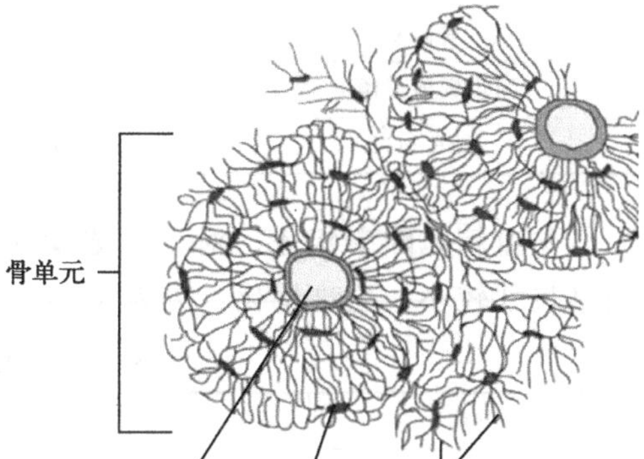

图 1-4 骨的孔隙结构

人类股骨的平均血管孔隙度为6%～7%，随着年龄的变化而变化。Thomas等研究了人类股骨中血管孔隙度有很大的区域性和年龄依赖性，范围从4.5%（年轻）到16%（老年）。Bousson等使用SR m-CT还发现股骨颈的老年女性（平均87岁）的血管孔隙度相对较高（16%）。很明显，血管孔隙度在很大程度上取决于骨的位置、年龄、种类和测量系统的分辨率。随着科技的发展，目前的高分辨率断层成像系统能够在三维范围内准确评估血管孔隙度。

表1-1　血管孔隙率

方法	组织	孔隙率/%
数字化虚拟模型	男性人类股骨 女性人类股骨	0～7
数字化虚拟模型	人类股骨	4.3～7.9
CT与显微射线照相	人类股骨干中段	9
显微射线照相	男性人类股骨干中段	8
	女性人类股骨干中段	8.26±0.68
同步辐射显微CT与光学显微镜	小鼠(B6品系)股骨	0.8±0.2
	小鼠(C3H品系)股骨	1.5±0.3
显微射线照相与显微CT	人类股骨	0.6
同步辐射显微CT	人类股骨颈	15.9±9.9
显微射线照相	人类股骨	4.5～16
扫描电子显微镜	人类股骨颈	16.1
	人类下颌骨	3～11
	人类第4腰椎椎体	5
	人类髂嵴	8
显微CT	人类下颌髁突	3.53～1.2
显微CT	人类股骨	7.29±6.9
同步辐射显微CT	小鼠(B6品系)股骨干中段	1.8±0.6
SR-uCT	小鼠(C3/B6品系)股骨干中段	1.22±0.26

与血管孔隙率相比，对于骨陷窝-小管孔隙率（LCP）的三维测量并不多，因为其尺寸较小，更难量化（见表1-2）。

表1-2　骨陷窝-小管孔隙率

方法	组织	骨陷窝-小管孔隙率/%
同步辐射显微CT	小鼠(B6品系)股骨干中段	1.3%(骨陷窝孔隙率)
同步辐射显微CT	大鼠股骨干	1.5%(骨陷窝孔隙率)
聚焦离子束/扫描电镜	小鼠(B6品系)股骨干中段	0.7%(骨小管孔隙率)
共聚焦激光扫描显微镜	大鼠胫骨皮质干骺端	14%(骨小管孔隙率)

胶原-磷灰石孔隙率中的水与骨的矿物相结合，并被认为对骨细胞的力传导没有显著影响。因此，在研究间质流体流动中没有考虑它。几种不同大小的示踪剂分子被用来探索示踪剂在骨间质液体空间中的运动，并确定腔隙-小管系统中的孔径和胶原-磷灰石孔隙率（见表 1-3）。最常用的示踪剂是铁蛋白（Ferritin），直径约为 12nm，辣根过氧化物酶（Horseradish），直径约 6nm，微过氧化物酶（Microperoxidase），直径约 2nm，以及直径为小于 1nm 的普施安红（procion red）和活性艳红（reactive red）。最近的文献已经证明纤维基质间的距离在 6～12nm。胶原磷灰石的孔径被认为小于 1nm，因为小于 1nm 的示踪剂不能穿透成熟骨中的胶原磷灰石孔隙率（见表 1-3）。

表 1-3 胶原-磷灰石孔隙率

方法(示踪剂)	组织	胶原-磷灰石孔隙率/%
铁蛋白(0～12nm)	大鼠胫骨	可通过血管孔隙(VP)扩散，但无法通过骨陷窝-骨小管孔隙(LCP)或骨小管(CAP)扩散
辣根过氧化物酶(0～6nm)	大鼠胫骨、掌骨	可通过骨陷窝-骨小管孔隙(LCP)扩散，但无法通过骨小管(CAP)扩散
微过氧化物酶(0～2nm)	大鼠胫骨、掌骨	可通过骨陷窝-骨小管孔隙(LCP)扩散，但无法通过骨小管(CAP)扩散
普施安红(<1nm)	大鼠胫骨	可通过骨陷窝-骨小管孔隙(LCP)扩散，但无法通过骨小管(CAP)扩散
活性红(<1nm)	大鼠胫骨	可通过骨陷窝-骨小管孔隙(LCP)扩散，但无法通过骨小管(CAP)扩散

1.2.3 骨内渗透率

血管渗透率理论上是通过测量血管的孔隙结构来决定的，而实验上则是通过基于达西定律的传统技术来测量的。这项技术包括测量每单位面积和每单位时间流经多孔层的流体体积，然后除以穿过多孔层的孔隙压力梯度。血管渗透率的理论估计和实验测量跨越了几个数量级（见表 1-4）。Zhang 等分析估计血管渗透性为 $6\times10^{-13}m^2$。Johnson 估计了牛骨血管通道中有机物清除后的渗透性在 1×10^{-14}～$5\times10^{-14}m^2$，并提出了牛骨血管渗透性的下限为 $10^{-16}m^2$。Malachanne 和 Li 等基于实验和有限元分析相结合的方法用经典的达西方法测量骨血管渗透性估算的渗透率范围为 10^{-11}～$10^{-17}m^2$。

表 1-4 血管渗透率

方法	组织	血管渗透率/m^2
灌注法	牛	3×10^{-13}

续表

方法	组织	血管渗透率/m^2
灌注法	犬	$5\times10^{-17}\sim1\times10^{-15}$
理论计算	大鼠	$1\times10^{-13}\sim1\times10^{-11}$
压缩实验与有限元分析	牛、牛股骨	1.1×10^{-13}

因为达西渗透率在实验测量上不适用于评估 LCP 渗透率，LCP 渗透率是从理论方法或实验测量与数值分析方法相结合得出的。最早的分析模型之一是由 Weinbaum 等开发的，他们利用 Brinkman 方程（达西定律和 Stokes 方程）研究 LCP 中的小尺度流体力学。得到骨组织的渗透率的公式为：

$$k_{\mathrm{lcp}}=\frac{2\pi n_{\mathrm{i}}a^4q^3}{\gamma^3L^2}\left\{A_1\left[I_1\left(\frac{\gamma}{q}\right)-qI_1(\gamma)\right]+B_1\left[qK_1(\gamma)-K_1\left(\frac{\gamma}{q}\right)\right]+\frac{\gamma(q^2-1)}{2q}\right\} \tag{1-1}$$

除 Weinbaum 等提出的方法外，Goulet 等利用渗透率和孔隙度之间的 Carman-Kozeny 几何关系估计了腔隙-小管渗透率：

$$k_{\mathrm{lcp}}=\frac{\varphi^3}{c(1-\varphi)^2A^2} \tag{1-2}$$

式中 c 和 A 分别是 Kozeny 参数和比表面积（比表面积＝基本代表性体积单元中的固-液界面的面积 A_{fs}/体积 V）。c 可以描述为弯曲度 T 的平方的线性函数，定义为流动路径实际长度与直线长度的比率。因此，得到 $c=\alpha\tau$，其中 $\tau=T^2$。形状因子 α 通常介于 2 和 3 之间。这种半解析关系建立在基于水力半径的理论中，假设多孔材料在水力上等同于一层薄管。因此，结合流体流动计算和实验观测，可以描述渗透率与多孔网络结构和几何结构的相关性。该方法假设饱和多孔介质对应于一个随机分布的无封闭孔隙网络，其大小和弯曲度或多或少是均匀的，且孔隙率不太高。尽管这种半解析关系有许多局限性，需要实验确定 c 参数，但 Kozeny-Carman 方程已被广泛用于估计多孔材料的渗透性。此外，对于低孔隙度的材料，这个方程可以简化：

$$k_{\mathrm{lcp}}=\frac{\varphi\delta^2}{\alpha(1-\varphi)^2T^2} \tag{1-3}$$

另一种经典的近似方法是通过填充球形颗粒的床模拟多孔介质。通过固体颗粒平均直径 d 表示表面积，其关系如下：

$$k_{\mathrm{lcp}}=\frac{\varphi^3d^2}{b(1-\varphi)^2T^2} \tag{1-4}$$

式中 b 是修正的 Kozeny 参数。这种填充球近似可以通过引入孔径 δ 而不是粒径 d 来修正。调用空隙率 $e=\varphi(1-\varphi)\approx(\delta/d)^3$，我们可以用 δ 函数和 φ 代替 d，得到 Kozeny-Carman 关系的球形粒子近似（SP）：

$$k_{\mathrm{lcp}}=\frac{\varphi^{7/3}\delta^{2}}{b(1-\varphi)^{7/3}T^{2}} \tag{1-5}$$

如果我们粗略地认为，骨陷窝-小管网络对应于一束毛细血管，其方向指向骨的径向，则可以使用另一种基于由弯曲的圆柱形毛细血管（直径 δ 和弯曲度 φ）表示的多孔材料渗透性的形态学模型：

$$k_{\mathrm{lcp}}=\frac{\varphi\delta^{2}}{32T^{2}} \tag{1-6}$$

Lemaire 等综合考虑有效的孔径几何参数的影响，包括骨细胞突触和骨小管半径，以及纤维基质的几何结构（纤维密度、纤维间距、纤维半径及其取向）等，并以此修正 Kozeny-Carman 关系开发了一种新的渗透率模型：

$$k_{\mathrm{lcp}}=\frac{\varphi k_{\mathrm{HP}}}{T^{2}}=\frac{0.4183}{T^{2}}\varphi\delta^{2.04} \tag{1-7}$$

$$k_{\mathrm{HP}}=0.4138\delta^{2.04} \tag{1-8}$$

$$\delta=\frac{\varphi}{A}=\frac{V_f}{V}\times\frac{V}{A_{fs}}=\frac{V_f}{A_{fs}}=\frac{D_{LF}(R_C^2-R_o^2)-N_FR_F^2(R_C-R_O)}{2D_{LF}(R_C+R_O)+2N_FR_F(R_C-R_O)-2N_FR_F^2} \tag{1-9}$$

如表 1-5 所示，在理论分析和实验测量中，骨陷窝-小管的渗透性同血管的渗透率类似，都具有很大的跨度，从 10^{-17} 到 $10^{-25}\mathrm{m}^2$。渗透率这种大的跨度可能是由于受到理论假设和实验误差的影响。测量骨陷窝-小管渗透率的主要困难有：①实验测量中有血管孔隙的影响；②对小渗透性和小尺寸样品（即直径为 100～250μm、高度为 0.5mm 的样品）进行直接测量具有难度；③样本和组织分离导致样品缺乏新鲜度和渗透性测量之间的关系；④用于计算骨细胞-小管渗透率分析模型的边界条件和分析模型的关键材料参数值；⑤未充分研究与小管内液体流动相关的电化学效应。

表 1-5 骨陷窝-小管渗透率

方法	组织	LCP(骨陷窝-小管)渗透率/m^2
理论计算(改编自 Weinbaum 等人)	—	$1\times10^{-22}\sim1\times10^{-19}$
理论计算(改编自 Weinbaum 等人)	—	1.47×10^{-20}
理论计算(改编自 Weinbaum 等人)	—	$1.0\times10^{-21}\sim1.3\times10^{-19}$
理论计算(各向异性细胞周基质模型)	—	7.5×10^{-20}
有限元分析	—	2.2×10^{-22}
糖萼纤维渗透率模型	—	$5.9\times10^{-18}\sim2\times10^{-17}$
缩放模型灌注结合虚拟随机计算模型	人类股骨颈	$(2.65\sim8.76)\times10^{-18}$
Carman-Kozeny 渗透率模型	—	$1.05\times10^{-18}\sim1.05\times10^{-20}$
CLSM 观察 LCP 形态学	猪胫骨	$3.3\times10^{-19}\sim1.27\times10^{-18}$

续表

方法	组织	LCP(骨陷窝-小管)渗透率/m^2
FEM结合Kozeny-Carman模型	—	$1\times10^{-19}\sim1\times10^{-18}$
纳米压痕多孔弹性实验估算	人类	4.24×10^{-24}
纳米压痕多孔弹性实验估算	人类	6.5×10^{-23}
Frap多孔弹性法	小鼠	$0\sim10^{-20}$
单骨单位应力松弛多孔弹性法	牛	$5\times10^{-25}\sim8\times10^{-24}$
体内阶跃加载多孔弹性法	犬	2.8×10^{-23}

1.2.4 骨内孔隙压力

通过对骨内哈弗氏管通道与骨陷窝-骨小管系统尺度的描述，我们知道这两种与骨内液体流动相关的孔虽然相互连通，但相差2～3个数量级，因此推断这两种孔隙结构内的压力可能有较大的差异。

在较大的孔隙通道内，有足够大的空间使孔隙压力很快地通过扩散得到释放，因此能较长期地保持低孔隙压力水平。哈弗氏管孔隙里的液体压力与骨内毛细血管的压力相差不大（5000～8000Pa），要是长期保持高于血压的压力水平就会阻碍骨组织内正常的代谢和营养物质运输。骨陷窝-小管系统因其具有较小的孔隙尺寸，导致孔隙压力较难释放，因此可能会在相对较长的时间内维持在一个较高的压力水平。在骨陷窝-骨小管流动空间内生成的压力，其值约为骨组织轴向应力的12%，约是哈弗氏管孔隙内压力的40倍。骨细胞通常埋藏在骨基质内，在体内很难直接实验观察。有人用髓内压动力学的检测方法间接地证明了骨内液体流动与骨重建之间的关系。研究者利用电极对骨骼肌进行频率不同的电刺激，以此阐明了髓内压对肌肉收缩的响应。该研究通过将压力传感器探入股骨内，对髓内压的动态变化进行实时检测。结果显示，5月龄大鼠在接受幅值为30mmHg（4.0kPa）、频率为2Hz的动态髓内压刺激后，其成骨相关基因的表达与加载时间呈现相关性，在两周后表达量增加，3周后则出现下降。这个结果说明髓内压的改变与骨重建过程密切相关。因为骨内液体的流动主要是靠压力梯度驱动的，因此压力的改变会影响骨内液体流动，同时也间接说明了骨内液体流动与骨重建有密切关系。如表1-6所示，有研究显示髓内压的变化幅值范围在10～120mmHg，且其波动与血压存在一定关联性。

表1-6　髓内压

物种	组织	髓内压/mmHg
犬	胫骨	25～75

续表

物种	组织	髓内压/mmHg
猫	股骨	25(4～70)
兔	股骨	18～36
兔	胫骨	35
杂种犬	股骨中段	20～60
犬	股骨	23(±5.3)
杂种犬	股骨骨骺	20.5(±1.5)
	股骨干骺端	25.7(±1.7)
	股骨干	33(7～81)
兔	股骨远端	27.6(±15.4)
犬	股骨干	27.6(±15.4)
	股骨干骺端	17.6(±10.5)
	胫骨干	26.4(±13.0)
	胫骨干骺端	17.9(±11.8)
	肱骨干	26.2(±15.8)
	肱骨骨骺端	13.4(±7.7)
	桡骨干	15.4(±18.9)
大鼠	股骨	10.7(±1.4)

在典型的人类运动（1Hz）加载频率下，骨外膜压力和骨内膜压力幅值分别为0～2kPa和8kPa。骨内液体想要跨皮质流动，其压力梯度要达到6kPa。由于骨的孔隙空间是相互连通的，所以骨陷窝-小管系统不可能持续加压超过8kPa的内动脉压力。武老师课题组建立如图1-5所示的骨单元模型，对模型上下表面施加轴向的压缩载荷 $\varepsilon_z=\varepsilon_{z0}e^{i\omega}$，代表纵向的生理运动。其中A组模型是不含哈弗氏管的中空的骨单元模型，骨单元内壁的压力设置为零；B组模型考虑了哈弗氏管内有流动的液体，并对其壁（骨单元内壁）产生一定的压力。其研究结果显示：①哈弗氏管中的压力的存在会导致骨单元内孔隙压力明显增大；②骨单元内孔隙压力的幅值随着哈弗氏液体对骨单元内壁产生的压力幅值的增大而增大。另外，骨单元内孔隙压力幅值随着载荷强度、载荷频率、渗透率和应变率的增加而增大。在周期性的载荷作用下，骨单元内部液体的压力梯度呈现周期性的变化，这样导致液体的周期性往返流动，且使得压力值不至于长时间维持在较高水平。

骨组织细胞在受到不同的力学刺激时会有不同的生物学响应。流体切应力单独作用时可影响B细胞核转录因子（nuclear factor-κB，NF-κB）的核转移。液体压力和流体切应力同时作用在骨组织细胞上时可以影响肌动蛋白骨架的结构和嘌呤能受体的信号通路。实际上，骨组织在受到力学刺激时，骨液流动会使骨细胞同时受

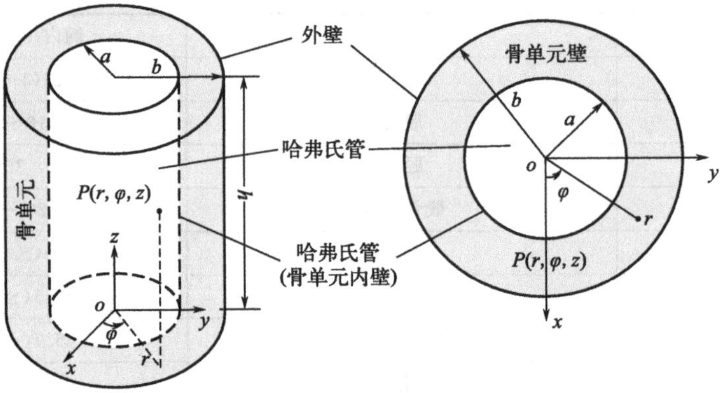

(a) 中空的骨单元模型

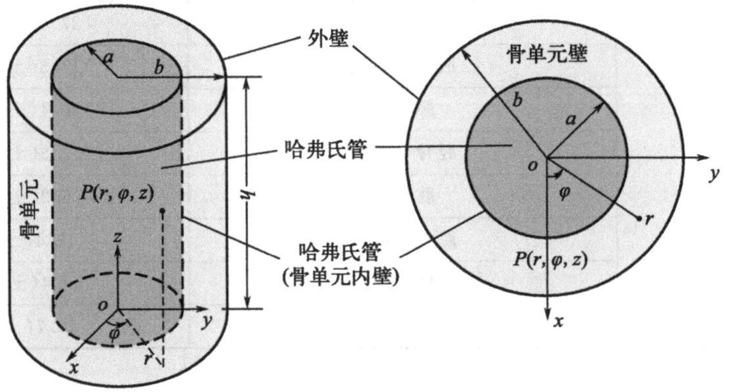

(b) 考虑了哈弗氏管内有流动的液体的模型

图 1-5　骨单元模型

到两种刺激。骨内液体流动的主要驱动因素是骨组织受力变形后产生的压力梯度，如果要深入了解骨组织内液体流动的形式为骨骼疾病和骨的力传导等提供更深层次理解，有必要基于多孔弹性理论和流固耦合数值模拟方法等精确量化骨内液体的流动行为。

1.2.5　骨内液体流动的理论和数值模拟

细胞外液是细胞生存和活动的液体环境（机体内环境），主要分布在全身的各种组织间隙中，同时也是血液与细胞进行物质交换的场所。细胞外液约占体重的20%，其中约 3/4 为组织液。内环境稳态是指在正常生理情况下细胞外液内的各种成分和理化性质处于动态平衡的状态中，且变动的幅度非常小。正常机体通过调节可以使各个器官、系统协调活动，共同维持内环境的相对稳定状态。对于机体的骨骼系统来说，骨内的液体流动对骨细胞的存活及骨重建具有关键作用。

由于骨陷窝-小管（LCP）埋藏在骨基质内，用实验很难直接观察到，所以理论的方法是现阶段研究骨内液体流动的主要手段。目前研究者们开发的骨单元和骨陷窝-小管系统的有限元模型对于更好地理解骨内间质流体流动方面具有很大的实用价值。当骨单位承受负载时，骨细胞表面会产生流体剪切应力和流动电位。Cowin 等确定实验观察到的应变产生电位（SGPs）是在 LCP 中产生的，而不是在胶原孔隙中的液体流动。Wang 等证明了渗透性和加载频率是流体流动的关键参数，且考虑相互连通的不同尺度的孔隙是获得正确的局部骨液流动的必要条件，他们还证明了骨内的液体压力是通过血管孔隙来衰减，且解释了骨组织在准静态和动态加载时其内产生应变电势的变化。有关研究表明，即使血管通路的物质交换和骨陷窝-小管间的物质运输结合起来也并不能完全满足物质运输和信号传递需要，骨陷窝-小管流动空间的独特结构和其内的流体切应力可能为传递力学信号起到了不可或缺的作用。细胞中的 NO 含量会在流体切应力的影响下迅速增多。细胞在施加脉动形式的流体冲击后还可引起成骨细胞中前列腺素 E2（prostag-landin E2，PGE2）的释放。Ca^{2+} 参与许多的信号通路是细胞内重要的信号分子，研究者利用骨在负载下在体成像技术，观察到了骨内流体剪切力作用下骨细胞具有明显钙振荡现象。为了模拟更真实的生理流体环境，有人利用平行板流动腔模拟骨内流体切应力，也有人将骨组织细胞培养在三维基质中来模拟。载荷强度对流体流速和示踪剂灌注有重要影响，在压缩量最高的骨区域血管孔隙与骨陷窝-小管之间的流体交换也是最大的。Wang 等利用 FRAP 通过可视化和量化流体和溶质在体内的流动，显著地推进了这一领域的发展。在这项工作中，研究了当循环间歇载荷作用于整个骨组织时骨陷窝-小管系统中的流体和溶质流动。模型中同时考虑了骨形态和骨陷窝-小管系统显微结构参数，并考虑了细胞周围纤维基质对流体和溶质流动的影响。Lemaire 等研究了细胞周围纤维基质对具有水电化学效应的皮质间质流体运动的影响，证明纤维基质的存在会显著减少流体流动，并且需要考虑渗透和电渗效应的作用。

骨内血管孔隙空间内的物质交换并不能完全为骨细胞的生长代谢提供足够的养料供应，因此载荷刺激下的骨陷窝-骨小管系统内的液体流动为营养物质运输、废物代谢起着重要作用。王彬等进行了负载诱导下的骨内溶质运输的实验研究，并结合光脱色荧光恢复技术（FRAP）量化了骨内溶质运输行为。Birmingham 等建立了一个含有微观结构的松质骨模型，并利用流-固耦合的方法分析了其内液体的流动行为。2016 年 Thomas 等使用 u-CT 扫描人的股骨得到真实松质骨几何模型，并使用流-固耦合数值模拟的方法得到松质骨孔隙结构中的流体切应力，并分析了骨髓采用线弹性、新虎克、黏弹性和幂律流体等本构模型时对其流体剪应力及其空间分布的影响。他们发现流体切应力的最大值发生在狭窄区域的流-固交界面上，其值约为 10Pa。Verbruggen 等首先通过对大鼠胫骨中段切片进行荧光共聚焦显微镜扫描，得到骨陷窝-小管的几何模型，其次利用流-固耦合的方法分析了该结构中的液体流动速度、流体切应力及应变分布。他们发现骨细胞与骨小管连接处有流体切应力放大现象，其最大值约为 12Pa，且细胞膜表面流体切应力都大于 0.8Pa，高于细胞培养实验中可导致骨细胞响应的力学刺激阈值。Fan 等在 2016 年建立多尺度有限元模型。他们用多尺度生物有限元方法，在宏观上，得到的胫骨的溶质运输速率与王彬等人 FRAP 的实验数据吻合，在细观上得到皮质骨和松质骨部位的压力和流速差异，在微观上得到了骨小管处的流体流动速度和流体切应力。

Vaughan 等建立模型，他们细化了骨细胞原纤毛和整合蛋白结构的骨细胞模型，建立在平行板流动腔内并进行流-固耦合模拟，分析了原纤毛及整合蛋白结构作为力学感受器可能性。也有研究者改进了 Weinbaum 等提出的模型，使用骨细胞突触的最新超微结构参数和连接到小管壁的纤维基质，并认为在流体流动过程中，骨细胞所经历的力传导与应变放大效应，其成因可能是纤维基质的变形，而非流体切应力。

从 20 世纪 70 年代开始，研究者们通过不同方式在不同方向上对骨内流体流动的研究中取得了大量成果。尽管如此，该领域仍然存在一些重要问题尚未解决。其中就包括研究者们所建立的模型的边界条件的合理性和不同量级孔隙尺寸之间的相互影响问题。

1.3 骨的多孔弹性理论

1.3.1 控制方程

多孔介质弹性力学最早由 Biot 发展，并被广泛地应用于固-液耦合多孔材料中，因此在理论上可以用下面的控制方程来描述骨的多孔弹性力学行为：

本构方程：

$$\boldsymbol{\sigma} = \mathbf{M}\boldsymbol{\varepsilon} - \boldsymbol{\alpha} p \tag{1-10}$$

$$p = M[\xi - \mathrm{tr}(\boldsymbol{\alpha}\boldsymbol{\varepsilon})] \tag{1-11}$$

平衡方程（忽略体力）：

$$\rho \ddot{\mathbf{u}}^s - \nabla \cdot \boldsymbol{\sigma} = \mathbf{0} \tag{1-12}$$

液体质量守恒方程：

$$\frac{\partial \xi}{\partial t} = -\nabla \cdot \mathbf{V} \tag{1-13}$$

达西定律：

$$\mathbf{V} = -\boldsymbol{k}(\nabla p + \rho_f \ddot{\mathbf{u}}^s) \tag{1-14}$$

式中，$\boldsymbol{\sigma}$ 是整个多孔介质对应的应力张量，$\boldsymbol{\varepsilon}$ 为应变张量。$\mathbf{M}$ 和 M 分别是 Biot 有效应力系数张量和模量。p 为孔隙压力，ξ 为单位体积内液体含量的变化量。

tr () 表示矩阵的迹算子。$\ddot{\mathbf{u}}^s$ 表示固体骨架对应的位移矢量。ρ 是整个多孔介质的密度，由液体密度 ρ_f、固体密度 ρ_s 及孔隙率 φ 来决定：$\rho = \varphi\rho_f + (1-\varphi)\rho_s$。$\mathbf{V}$ 和 $\boldsymbol{k} = \boldsymbol{\kappa}/\mu$ 分别是流速矢量和渗透系数张量，$\boldsymbol{\kappa}$ 和 μ 分别是固有渗透张量和液体的动力黏度。

将式(1-10) 代入式(1-12)，式(1-11) 和式(1-14) 代入式(1-13) 分别得到下面两个式子：

$$\left.\begin{array}{l}\rho\ddot{\mathbf{u}}^s + \boldsymbol{\alpha}\nabla p = \nabla\cdot(\mathbf{M}\boldsymbol{\varepsilon}) \\ \dfrac{1}{M}\times\dfrac{\partial}{\partial t}p - \nabla\cdot[\boldsymbol{k}(\nabla p + \rho_f\ddot{\mathbf{u}}^s)] = -\dfrac{\partial}{\partial t}[\mathrm{tr}(\boldsymbol{\alpha}\boldsymbol{\varepsilon})]\end{array}\right\} \tag{1-15}$$

式(1-15) 表示控制方程。日常生理活动下，骨受到的都是低频的负载（如走路、跑步（几个 Hz）[7]，所以平衡方程式(1-12) 和达西定律式(1-14) 中的惯性项 $\rho\ddot{\mathbf{u}}^s$ 及 $\rho_f\ddot{\mathbf{u}}^s$ 可以忽略掉，那么控制方程式(1-15) 简化为：

$$\left.\begin{array}{l}\boldsymbol{\alpha}\nabla p = \nabla\cdot(\mathbf{M}\boldsymbol{\varepsilon}) \\ \dfrac{1}{M}\times\dfrac{\partial}{\partial t}p - \nabla\cdot(\boldsymbol{k}\nabla p) = -\dfrac{\partial}{\partial t}[\mathrm{tr}(\boldsymbol{\alpha}\boldsymbol{\varepsilon})]\end{array}\right\} \tag{1-16}$$

1.3.2 各向同性

如果将骨看成各向同性材料，本构关系式(1-10) 和式(1-11) 变成：

$$\begin{cases}\sigma_r = \dfrac{E}{1+\nu}\left(\dfrac{\nu}{1-2\nu}\theta + \varepsilon_r\right) - \alpha p \\ \sigma_\varphi = \dfrac{E}{1+\nu}\left(\dfrac{\nu}{1-2\nu}\theta + \varepsilon_\varphi\right) - \alpha p \\ \theta = \varepsilon_r + \varepsilon_\varphi + \varepsilon_z\end{cases} \tag{1-17}$$

$$p = M[\xi - (\alpha\varepsilon_{rr} + \alpha\varepsilon_{\varphi\varphi} + \alpha\varepsilon_{zz})] \tag{1-18}$$

这种情况下，本构方程存在 4 个独立的参数：E、ν、α、M。

1.3.3 横观各向同性

如果将骨组织看成横观各向同性材料，则其本构方程可描述为：

$$\begin{Bmatrix}\sigma_{rr}\\ \sigma_{\theta\theta}\\ \sigma_{zz}\\ \tau_{r\theta}\\ \tau_{\theta z}\\ \tau_{rz}\end{Bmatrix} = \begin{Bmatrix}M_{11} & M_{12} & M_{13} & 0 & 0 & 0\\ M_{12} & M_{11} & M_{13} & 0 & 0 & 0\\ M_{13} & M_{13} & M_{33} & 0 & 0 & 0\\ 0 & 0 & 0 & M_{44} & 0 & 0\\ 0 & 0 & 0 & 0 & M_{55} & 0\\ 0 & 0 & 0 & 0 & 0 & M_{55}\end{Bmatrix}\begin{Bmatrix}\varepsilon_{rr}\\ \varepsilon_{\theta\theta}\\ \varepsilon_{zz}\\ \gamma_{r\theta}\\ \gamma_{\theta z}\\ \gamma_{rz}\end{Bmatrix} - \begin{Bmatrix}\alpha\\ \alpha\\ \alpha'\\ 0\\ 0\\ 0\end{Bmatrix}p \tag{1-19}$$

其中，σ_{ij}、τ_{ij} 和 ε_{ij}、γ_{ij} 分别是总的应力张量分量和应变张量分量；α 和 α' 分别是各向同性弹性平面（$r-\varphi$）的 Biot 系数和轴（z）向 Biot 系数；p 为孔隙压力；M_{ij} 是脱水的弹性模量矩阵分量，并由下面式子给出：

$$\left.\begin{aligned}
&M_{11}=E_r(E_z-E_r\nu_z^2)(1+\nu_r)^{-1}(E_z-E_z\nu_r-2E_r\nu_z^2)^{-1}\\
&M_{12}=E_r(E_z\nu_r+E_r\nu_z^2)(1+\nu_r)^{-1}(E_z-E_z\nu_r-2E_r\nu_z^2)^{-1}\\
&M_{13}=E_rE_z\nu_z(E_z-E_z\nu_r-2E_r\nu_z^2)^{-1}\\
&M_{33}=E_z^2(1-\nu_r)(E_z-E_z\nu_r-2E_r\nu_z^2)^{-1}\\
&M_{44}=G=(M_{11}-M_{12})/2=E_r/2(1+\nu_r)\\
&M_{55}=G'
\end{aligned}\right\}\tag{1-20}$$

式中，E_r 和 ν_r 分别是各向同性弹性层（$r-\varphi$）的弹性模量和泊松比；E_z 和 ν_z 分别是轴（z）向弹性模量和泊松比；G'是剪切模量。

为了更精确地将不同尺度骨的属性变化结合起来，本书基于多孔弹性理论构建骨组织内液体流动刺激信号的跨尺度传导模型，研究其内部流体刺激信号的宏-细-微传导机制，进一步探索流体产生的力学信号刺激对骨细胞生长和分化的微观作用机制。

本书同时考虑了骨组织内的哈弗氏管等血管孔隙和骨陷窝系统中的液体流动，在不同层次结构的基础上考虑了不同的孔隙结构。如图 1-6 所示，宏观上考虑的是

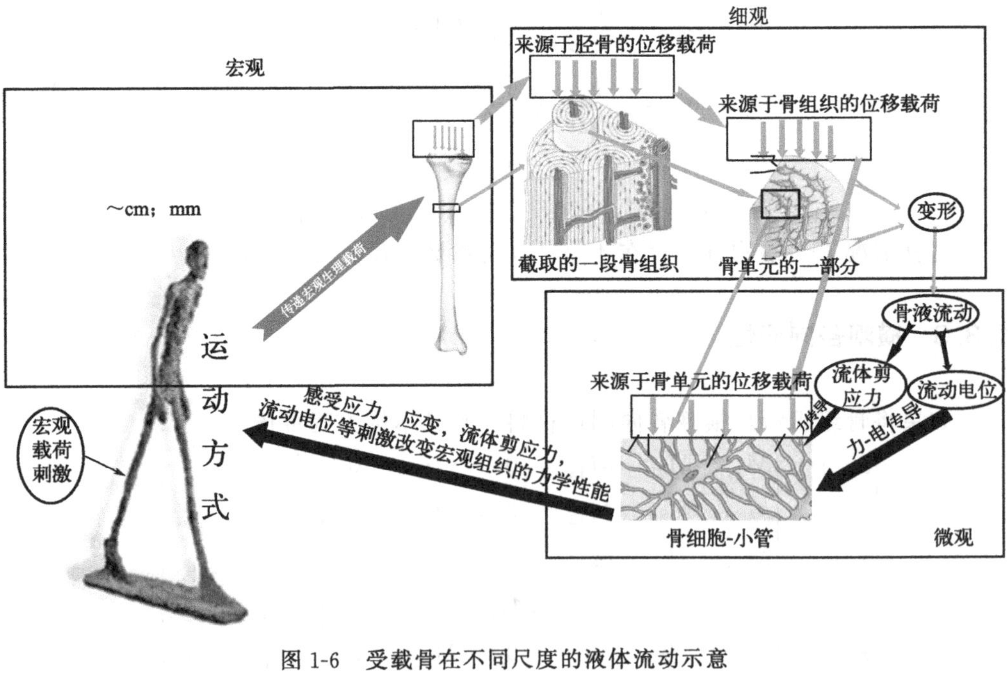

图 1-6 受载骨在不同尺度的液体流动示意

血管孔隙，在宏细观上考虑的是骨陷窝-小管孔隙，在微观上根据骨陷窝和骨小管在尺度上的差异把骨陷窝-小管孔隙分为骨陷窝孔隙和骨小管孔隙。在宏观层次上的哈弗氏管和福克曼氏管产生的孔隙压力作用于细观和微观层次。在宏细观层次上，忽略哈弗试管和福克曼氏管，建立骨外膜、骨内膜和骨单元等功能单元，并根据 Kozeny-like 定律，利用骨陷窝-小管特征孔径、孔率和弯曲度来表示骨陷窝-小管的渗透性来量化骨内流体流动现象。在微观层次上根据骨小管和骨陷窝显著的独特结构参数分离骨陷窝和骨小管。主要内容如下。

（1）宏观尺度上考虑了骨髓腔到骨外膜之间的皮质骨部分，应用多孔介质弹性力学原理分别建立了整体节段骨组织的理论模型和有限元模型，通过对比两种模型，验证所建模型的有效性，并且研究了生理载荷条件下宏观骨组织内部孔隙压力和流动分布，从而构架了骨组织内应力应变场和液体压力流速场与力学环境之间的关系。

（2）宏细观尺度上考察骨结构-骨单元系统中的流体刺激信号传导。建立骨结构-骨间质-骨单元群的多孔弹性力学模型，搭建宏细观尺度下的液流刺激信号传导模型。细化模型中的骨结构、骨单元群、骨单元间隙结构和黏合线等生物功能单元，量化它们的生物力学功效，进一步研究骨结构中特别是液体渗入骨单元壁中的力传导行为。

（3）具体内容：骨单元几何形态分布（圆形、椭圆形、密度、曲率）参数及其哈弗氏管、骨板层及黏合线等功能单元对液体压力分布及渗流行为的影响；不同载荷形式（压缩、弯曲及压弯组合）的骨内液体刺激传导行为；力学参数（弹性模量、泊松比、渗透率等）变化后的内部液体的流动行为。

（4）在细微观尺度上考察骨单元-骨小管-骨陷窝-骨细胞系统中的流体刺激信号传导，建立骨单元-骨小管-骨陷窝-骨细胞系统的多孔弹性力学有限元模型，进一步考察各个生物功能元件（骨小管、骨陷窝和骨细胞等）的几何特性（形状、分布密度及方向）及力学参数（弹性模量、渗透率）对骨组织液压力、流速和切应力的影响，最终建立骨组织细-微观的力学信号传递模型。

第二章

宏观尺度骨结构模型

2.1 引言

骨组织具有多尺度的材料结构和孔隙结构。从材料成分上来看，骨在宏观尺度的组成单位为皮质骨和松质骨，在细观尺度的组成单位为骨单元和骨小梁，在微观尺度的组成单位为骨胶原纤维；皮质骨被认为是一种多孔介质材料，与其材料结构相对应的孔隙结构分别为骨髓腔、哈弗氏管、福克曼氏管和骨陷窝-小管。如图 2-1 骨结构示意图所示，骨髓腔与哈弗氏管和骨陷窝-小管等孔隙通道都是相互连通的。骨髓是一种黏性组织，位于骨骼的边界内，含有极为重要的多能干细胞。文献报道的骨髓静水压值在 10.7～120mmHg 变化，一般认为大约是哺乳动物血压全身血压的四分之一。骨髓的力学和成分特性在普通骨中可能随着疾病、老化或废弃等发生改变。有研究表示，在髓内注入高压盐水后，骨组织会广泛坏死，这说明髓内压（IMP）与骨组织生长和代谢有着密不可分的关系。

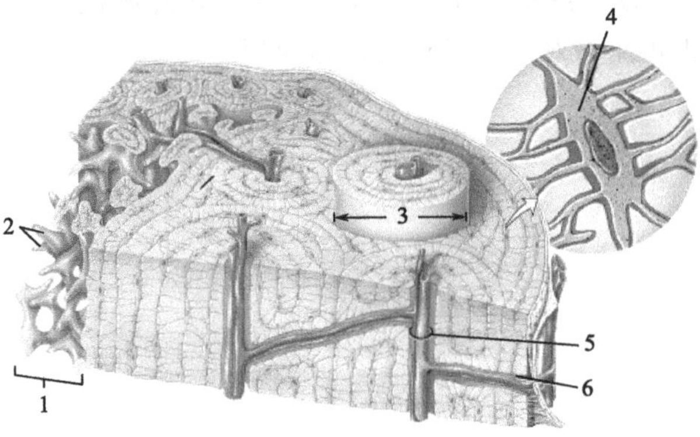

图 2-1　骨结构示意

1—骨髓腔；2—松质骨；3—骨单元（哈弗氏系统）；4—骨陷窝-小管系统；5—神经、动脉和静脉血管；6—福克曼氏管有研究者将股骨开洞并探入压力传感器以实时测量髓内压，并用来分析髓内压和骨应变对肌肉收缩的响应。这项工作证明髓内压的改变与大鼠的成骨过程有着紧密的联系。由于压力的改变通常会引起骨内流体流动的变化，也说明了 IMP 对骨内液体流动具有较大的影响。

在早期的研究中，人们通常只建立单一的孔隙尺度模型（哈弗氏系统或骨陷窝-小管系统），未把不同层次之间的孔隙结构的相互影响考虑进去。直到 Wang 等建立了一种同时考虑血管孔隙和骨陷窝-小管孔隙中的液体流动模型，并且证明了骨陷窝-小管孔隙中的高水平孔隙压力主要通过血管通道来释放。因此同时考虑两种孔隙尺度对于精确估计生理载荷作用下骨内液体流动行为具有重要意义。但这些研究中都没有考虑髓内压的影响。骨髓腔是比血管更大几个数量级的孔隙空间，而且已经证明 IMP 对骨形成过程有明显影响，所以考虑 IMP 对更准确研究骨内液体流动具有重要作用。

本章首先基于多孔弹性理论分别建立含有骨髓和中空的宏观骨结构的理论模型，然后利用 COMSOL Multiphysics 软件建立了有限元模型并对比分析了解析解和有限元解，最后研究了载荷强度和载荷频率对宏观骨组织多孔弹性力学的影响。

2.2 宏观理论模型的建立

2.2.1 控制方程及几何结构

多孔介质弹性力学最早由 Biot 发展，并被广泛地应用于固-液耦合多孔材料中，因此在理论上可以用下面的控制方程来描述骨的多孔弹性力学行为：

本构方程：

$$\boldsymbol{\sigma} = \mathbf{M}\boldsymbol{\varepsilon} - \boldsymbol{\alpha} p \tag{2-1}$$

$$p = M[\xi - \mathrm{tr}(\boldsymbol{\alpha}\boldsymbol{\varepsilon})] \tag{2-2}$$

平衡方程（忽略体力）：

$$\rho \ddot{\mathbf{u}}^s - \nabla \cdot \boldsymbol{\sigma} = \mathbf{0} \tag{2-3}$$

液体质量守恒方程：

$$\frac{\partial \xi}{\partial t} = -\nabla \cdot \boldsymbol{V} \tag{2-4}$$

达西定律：

$$\boldsymbol{V} = -\boldsymbol{\kappa}(\nabla p + \rho_f \ddot{\mathbf{u}}^s) \tag{2-5}$$

日常生理载荷下，骨受到的都是低频的循环载荷，如走路、跑步（几个 Hz），所以平衡方程式(2-3) 和达西定律式(2-5) 中的惯性项 $\rho \ddot{\mathbf{u}}^s$ 及 $\rho_f \ddot{\mathbf{u}}^s$ 可以忽略掉，那么可以通过将式(2-1) 代入式(2-3)，式(2-2) 和式(2-5) 代入式(2-4) 得到控制方程式(2-6)：

$$\left.\begin{aligned}&\boldsymbol{\alpha}\nabla p=\nabla\cdot(\mathbf{M}\boldsymbol{\varepsilon})\\&\frac{1}{M}\frac{\partial}{\partial t}p-\nabla\cdot(\boldsymbol{\kappa}\nabla p)=-\frac{\partial}{\partial t}[\mathrm{tr}(\boldsymbol{\alpha}\boldsymbol{\varepsilon})]\end{aligned}\right\}\tag{2-6}$$

2.2.2 模型解析解

本章忽略了骨髓腔和松质骨部分，在柱坐标系（r，φ，z）下建立了中空的骨组织模型，其几何模型如图 2-2 所示。其中，a 和 b 分别是骨组织的内、外半径，高为 h($a=2$mm，$b=5$mm，$h=1$mm)。骨组织内壁设为自由边界且压力为 p_0，液体可以自由流动，外壁设为不可渗透边界，骨组织下表面为固定端，上表面受到轴向简谐载荷，使得液体在径向的扩散。

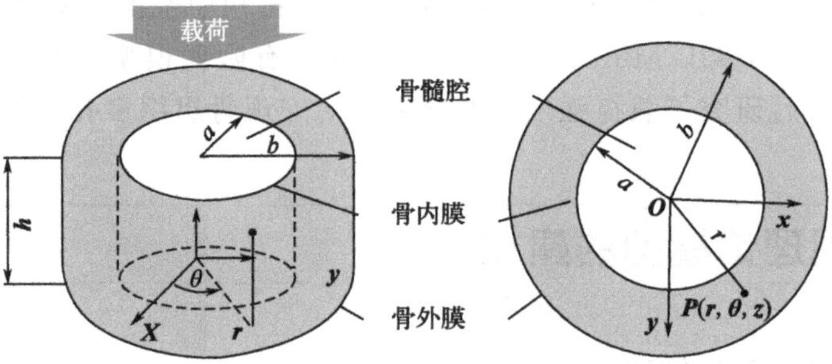

图 2-2　宏观几何模型示意

考虑将骨组织看成各向同性材料，本构关系式(2-1) 和式(2-2) 变成：

$$\left.\begin{aligned}&\sigma_r=\frac{E}{1+\nu}\left(\frac{\nu}{1-2\nu}\theta+\varepsilon_r\right)-\alpha p\\&\sigma_\varphi=\frac{E}{1+\nu}\left(\frac{\nu}{1-2\nu}\theta+\varepsilon_\varphi\right)-\alpha p\\&\theta=\varepsilon_r+\varepsilon_\varphi+\varepsilon_z\end{aligned}\right\}\tag{2-7}$$

$$p=M[\xi-(\alpha\varepsilon_{rr}+\alpha\varepsilon_{\varphi\varphi}+\alpha\varepsilon_{zz})]\tag{2-8}$$

液体质量守恒方程：

$$\frac{\partial\xi}{\partial t}=\frac{k}{\mu}\nabla^2 p\tag{2-9}$$

在这个模型中，纵向的压缩载荷的作用形式为 $\varepsilon_z=\varepsilon_{z0}e^{\mathrm{i}\omega t}$，其中 ε_{z0} 和 ω 分别为纵向应变的幅值和圆频率。因为模型的轴对称性，可知 $u_\varphi=0$ 和 $\tau_{\varphi r}=\tau_{\varphi z}=\tau_{zr}=0$，所以位移-应变关系可写为：

$$\varepsilon_r=\frac{\partial u_r}{\partial r}\tag{2-10}$$

$$\varepsilon_\varphi = \frac{u_r}{r} \tag{2-11}$$

式中，u_r 为径向位移。

根据文献，平衡方程式(2-3) 化简为：

$$\frac{\partial \sigma_r}{\partial r} + \frac{\sigma_r - \sigma_\varphi}{r} = 0 \tag{2-12}$$

边界条件可表示为：

$$\begin{aligned} &\sigma_r \big|_{r=a} = p \big|_{r=a} = 0 \\ &\sigma_r \big|_{r=b} = -P = 0 \big| \end{aligned} \tag{2-13}$$

此边界条件表示骨外膜表面设置不可流动，骨内膜内表面设置应力自由和压力为0。考虑模型的对称性，且认为液体主要沿径向流动，所以位移 u_r 和 p 是关于 r 和 t 的函数，并且根据文献可知：$u_r = u_{r0}(r)e^{\mathrm{i}\omega t}$，$p = p_0(r)e^{\mathrm{i}\omega t}$。然后式(2-7) 将代入式(2-12) 并结合位移应变关系方程式(2-10) 和式(2-11) 得到方程式(2-14)：

$$\frac{\mathrm{d}u_{r0}(r)}{\mathrm{d}r} + \frac{u_{r0}(r)}{r} = \frac{\alpha p_0(r)}{E(1-\nu)}(1+\nu)(1-2\nu) + \mathrm{c} \tag{2-14}$$

其中 c 为积分常数，将式(2-10)、式(2-11) 代入式(2-8)，得：

$$\xi = \alpha \frac{\partial u_r}{\partial r} + \alpha \frac{u_r}{r} + \alpha \varepsilon_{z0} e^{\mathrm{i}\omega t} + p/M \tag{2-15}$$

将式(2-14)、式(2-15) 代入式(2-9) 得到压力解：

$$p_0(r) = -\frac{\dfrac{ME(1-\nu)}{(1+\nu)(1-2\nu)}(\alpha \mathrm{c} + \alpha \varepsilon_{z0})}{\dfrac{E(1-\nu)}{(1+\nu)(1-2\nu)} + M\alpha^2} + \mathrm{A}I_0(\mathrm{C}r) + \mathrm{B}K_0(\mathrm{C}r) \tag{2-16}$$

式中，I_n 和 K_n 分别是第一类和第二类修正的 n（$n=0$，1）阶贝塞尔函数，A、B 为常数，C 为常数：

$$\mathrm{C} = \sqrt{i\omega\mu\left(\frac{E(1-\nu)}{(1+\nu)(1-2\nu)} + M\alpha^2\right) \Big/ \frac{kME(1-\nu)}{(1+\nu)(1-2\nu)}} \tag{2-17}$$

假设：$\sigma_r = \sigma_{r0}(r)e^{\mathrm{i}\omega t}$，$\sigma_\varphi = \sigma_{\varphi 0}(r)e^{\mathrm{i}\omega t}$，$\varepsilon_r = \varepsilon_{r0}(r)e^{\mathrm{i}\omega t}$，$\varepsilon_\varphi = \varepsilon_{\varphi 0}(r)e^{\mathrm{i}\omega t}$，$u_r = u_{r0}(r)e^{\mathrm{i}\omega t}$，那么可求得常数 A、B：

$$\mathrm{A} = \frac{\dfrac{ME(1-\nu)}{(1+\nu)(1-2\nu)}(\alpha c_1 + \alpha \varepsilon_{z0})}{\dfrac{E(1-\nu)}{(1+\nu)(1-2\nu)} + M\alpha^2} \left[\frac{K_1(\mathrm{C}b)}{I_0(\mathrm{C}a)K_1(\mathrm{C}b) + I_1(\mathrm{C}b)K_0(\mathrm{C}a)}\right] \tag{2-18}$$

$$\mathrm{B} = \frac{\dfrac{ME(1-\nu)}{(1+\nu)(1-2\nu)}(\alpha c_1 + \alpha \varepsilon_{z0})}{\dfrac{E(1-\nu)}{(1+\nu)(1-2\nu)} + M\alpha^2} \left[\frac{I_1(\mathrm{C}b)}{K_0(\mathrm{C}a)I_1(\mathrm{C}b) + K_1(\mathrm{C}b)I_0(\mathrm{C}a)}\right] \tag{2-19}$$

根据式(2-14) 和式(2-16)，我们得到与位移有关的微分方程，然后通过求解微分方程，得到式(2-20)：

$$u_{r0}(r)=\frac{1}{2}r\left[-\frac{M\alpha(\alpha c+\alpha\varepsilon_{z0})}{\frac{E(1-\nu)}{(1+\nu)(1-2\nu)}+M\alpha^2}+\mathrm{c}\right]+\frac{\alpha}{\frac{\mathrm{C}E(1-\nu)}{(1+\nu)(1-2\nu)}}[\mathrm{A}I_1(\mathrm{C}r)-\mathrm{B}K_1(\mathrm{C}r)]+\frac{\mathrm{s}}{r} \tag{2-20}$$

其中，s 为又一个积分常数，那么根据 $\varepsilon_{r0}(r)=\partial u_{r0}(r)/\partial r$ 和 $\varepsilon_{\varphi0}(r)=u_{r0}(r)/r$ 自然地有：

$$\varepsilon_{r0}(a)=\frac{1}{2}\left[-\frac{M\alpha(\alpha c+\alpha\varepsilon_{z0})}{\frac{E(1-\nu)}{(1+\nu)(1-2\nu)}+M\alpha^2}+\mathrm{c}\right]+\frac{\alpha}{\frac{\mathrm{C}E(1-\nu)}{(1+\nu)(1-2\nu)}}\left\{\mathrm{C}[\mathrm{A}I_0(\mathrm{C}a)+\mathrm{B}K_0(\mathrm{C}a)]-\frac{1}{a}[\mathrm{A}I_1(\mathrm{C}a)-\mathrm{B}K_1(\mathrm{C}a)]\right\}-\frac{\mathrm{s}}{a^2} \tag{2-21}$$

$$\varepsilon_{r0}(b)=\frac{1}{2}\left[-\frac{M\alpha(\alpha c+\alpha\varepsilon_{z0})}{\frac{E(1-\nu)}{(1+\nu)(1-2\nu)}+M\alpha^2}+\mathrm{c}\right]+\frac{\alpha}{\frac{\mathrm{C}E(1-\nu)}{(1+\nu)(1-2\nu)}}\left\{\mathrm{C}[\mathrm{A}I_0(\mathrm{C}b)+\mathrm{B}K_0(\mathrm{C}b)]-\frac{1}{b}[\mathrm{A}I_1(\mathrm{C}b)-\mathrm{B}K_1(\mathrm{C}b)]\right\}-\frac{\mathrm{s}}{b^2} \tag{2-22}$$

$$\varepsilon_{\varphi0}(a)=\frac{1}{2}\left[-\frac{M\alpha(\alpha c+\alpha\varepsilon_{z0})}{\frac{E(1-\nu)}{(1+\nu)(1-2\nu)}+M\alpha^2}+\mathrm{c}\right]+\frac{\alpha}{\frac{\mathrm{C}E(1-\nu)}{(1+\nu)(1-2\nu)}}\frac{1}{a}[\mathrm{A}I_1(\mathrm{C}a)-\mathrm{B}K_1(\mathrm{C}a)]+\frac{\mathrm{s}}{a^2} \tag{2-23}$$

$$\varepsilon_{\varphi0}(b)=\frac{1}{2}\left[-\frac{M\alpha(\alpha c+\alpha\varepsilon_{z0})}{\frac{E(1-\nu)}{(1+\nu)(1-2\nu)}+M\alpha^2}+\mathrm{c}\right]+\frac{\alpha}{\frac{\mathrm{C}E(1-\nu)}{(1+\nu)(1-2\nu)}}\frac{1}{b}[\mathrm{A}I_1(\mathrm{C}b)-\mathrm{B}K_1(\mathrm{C}b)]+\frac{\mathrm{s}}{b^2} \tag{2-24}$$

将式(2-21)～式(2-24) 代入边界条件式(2-13) 和本构关系式(2-7)，得到与 c 和 s 有关的方程：

$$\frac{1}{2}\left(\frac{E}{(1+\nu)(1-2\nu)}\right)\left[-\frac{M\alpha(\alpha c_1+\alpha\varepsilon_{z0})}{\frac{E(1-\nu)}{(1+\nu)(1-2\nu)}+M\alpha^2}+c\right]+\frac{\frac{\alpha ME(1-\nu)}{(1+\nu)(1-2\nu)}(\alpha c+\alpha\varepsilon_{z0})}{\frac{E(1-\nu)}{(1+\nu)(1-2\nu)}+M\alpha^2}$$

$$+\frac{\alpha}{aC}\left(\frac{\nu}{(1-\nu)}-1\right)[AI_1(Ca)-BK_1(Ca)]+\left(\frac{-E}{(1+\nu)}\right)\frac{s}{a^2}+\frac{E\nu}{(1+\nu)(1-2\nu)}\varepsilon_{z0}=0 \tag{2-25}$$

$$\frac{1}{2}\left(\frac{E}{(1+\nu)(1-2\nu)}\right)\left[-\frac{M\alpha(\alpha c+\alpha\varepsilon_{z0})}{\frac{E(1-\nu)}{(1+\nu)(1-2\nu)}+M\alpha^2}+c\right]+[AI_0(Cb)+BK_0(Cb)]$$

$$+\left(\frac{-E}{(1+\nu)}\right)\frac{s}{b^2}+\frac{E\nu}{(1+\nu)(1-2\nu)}\varepsilon_{z0}+\frac{\alpha}{bC}\left(\frac{\nu}{(1-\nu)}-1\right)\times[AI_1(Cb)-BK_1(Cb)]$$

$$-(\alpha-1)\frac{\frac{ME(1-\nu)}{(1+\nu)(1-2\nu)}(\alpha c+\alpha\varepsilon_{z0})}{\frac{E(1-\nu)}{(1+\nu)(1-2\nu)}+M\alpha^2}=0 \tag{2-26}$$

求解上面两个方程即可求得常数 c 和 s。

最后，根据 $p=p_0(r)e^{i\omega t}$ 可得压力解：

$$p(r,t)=\frac{\frac{ME(1-\nu)}{(1+\nu)(1-2\nu)}(\alpha c+\alpha\varepsilon_{z0})}{\frac{E(1-\nu)}{(1+\nu)(1-2\nu)}+M\alpha^2}$$

$$\left\{\frac{I_0(Cr)[K_0(Cb)-K_0(Ca)]-[I_0(Cb)-I_0(Ca)]K_0(Cr)}{I_0(Ca)K_0(Cb)+I_0(Cb)K_0(Ca)}-1\right\}e^{i\varepsilon\omega} \tag{2-27}$$

液体的流速 **V** 可由达西定律给出：

$$V=-\frac{k}{\mu}\times\frac{\partial p}{\partial r} \tag{2-28}$$

从而得到流速表达式：

$$V(r,t)=-\frac{k}{\mu}\times\frac{\frac{ME(1-\nu)}{(1+\nu)(1-2\nu)}(\alpha c_1+\alpha\varepsilon_{z0})}{\frac{E(1-\nu)}{(1+\nu)(1-2\nu)}+M\alpha^2}$$

$$\times\left\{\frac{I_1(Cr)[K_0(Cb)-K_0(Ca)]+[I_0(Cb)-I_0(Ca)]K_1(Cr)}{I_0(Ca)K_0(Cb)-I_0(Cb)K_0(Ca)}-1\right\}e^{i\varepsilon\omega} \tag{2-29}$$

考虑将骨组织看成横观各向同性材料，其本构方程可写为如下：

$$\begin{Bmatrix}\sigma_{rr}\\ \sigma_{\theta\theta}\\ \sigma_{zz}\\ \tau_{r\theta}\\ \tau_{\theta z}\\ \tau_{rz}\end{Bmatrix}=\begin{bmatrix}M_{11} & M_{12} & M_{13} & 0 & 0 & 0\\ M_{12} & M_{11} & M_{13} & 0 & 0 & 0\\ M_{13} & M_{13} & M_{33} & 0 & 0 & 0\\ 0 & 0 & 0 & M_{44} & 0 & 0\\ 0 & 0 & 0 & 0 & M_{55} & 0\\ 0 & 0 & 0 & 0 & 0 & M_{55}\end{bmatrix}\begin{Bmatrix}\varepsilon_{rr}\\ \varepsilon_{\theta\theta}\\ \varepsilon_{zz}\\ \gamma_{r\theta}\\ \gamma_{\theta z}\\ \gamma_{rz}\end{Bmatrix}-\begin{Bmatrix}\alpha\\ \alpha\\ \alpha'\\ 0\\ 0\\ 0\end{Bmatrix}p \tag{2-30}$$

其中，σ_{ij}、τ_{ij}和ε_{ij}、γ_{ij} 分别是总的应力张量分量和应变张量分量；α 和α'分别是径向的 Biot 系数和轴向 Biot 系数；p 为骨单元壁内的孔隙压力；M_{ij} 是脱水的弹性模量矩阵分量，并由下面式子给出：

$$\left.\begin{aligned}M_{11}&=E_r(E_z-E_r\nu_z^2)(1+\nu_r)^{-1}(E_z-E_z\nu_r-2E_r\nu_z^2)^{-1}\\ M_{12}&=E_r(E_z\nu_r-E_r\nu_z^2)(1+\nu_r)^{-1}(E_z-E_z\nu_r-2E_r\nu_z^2)^{-1}\\ M_{13}&=E_rE_z\nu_z(E_z-E_z\nu_r-2E_r\nu_z^2)^{-1}\\ M_{33}&=E_z^2(1-\nu_r)(E_z-E_z\nu_r-2E_r\nu_z^2)^{-1}\\ M_{44}&=G=(M_{11}-M_{12})/2=E_r/2(1+\nu_r)\\ M_{55}&=G'\end{aligned}\right\} \tag{2-31}$$

其中，E_r 和 ν_r 分别是径向的弹性模量和泊松比；E_z 和 ν_z 分别是轴向弹性模量和泊松比；G' 是剪切模量。

骨组织液体积的变化 ξ 可写为：

$$\xi=\alpha\varepsilon_{rr}+\alpha\varepsilon_{\varphi\varphi}+\alpha'\varepsilon_{zz}+p/M \tag{2-32}$$

其中 M 是 Biot 模量。

平衡方程（忽略体力）：

$$\begin{aligned}&\frac{\partial\sigma_{rr}}{\partial r}+\frac{1}{r}\frac{\partial\tau_{\varphi r}}{\partial\varphi}+\frac{1}{r}\frac{\partial\tau_{rz}}{\partial z}+\frac{\sigma_{rr}-\sigma_{\varphi\varphi}}{r}=0\\ &\frac{\partial\tau_{r\varphi}}{\partial r}+\frac{1}{r}\frac{\partial\sigma_{\varphi\varphi}}{\partial\varphi}+\frac{1}{r}\frac{\partial\tau_{\varphi z}}{\partial z}+2\frac{\tau_{\varphi r}}{r}=0\\ &\frac{\partial\tau_{rz}}{\partial r}+\frac{1}{r}\frac{\partial\tau_{\varphi z}}{\partial\varphi}+\frac{\partial\sigma_{zz}}{\partial z}+\frac{\tau_{rz}}{r}=0\end{aligned} \tag{2-33}$$

流量连续性方程为：

$$\frac{\partial\xi}{\partial t}=\frac{k}{\mu}\nabla^2 p \tag{2-34}$$

其中，k 为达西渗透系数；μ 液体黏度。

几何（位移-应变）关系：

$$
\begin{aligned}
\varepsilon_{rr} &= \frac{\partial u_r}{\partial r} \\
\varepsilon_{\varphi\varphi} &= \frac{1}{r}\frac{\partial u_\varphi}{\partial \varphi} + \frac{u_r}{r} \\
\varepsilon_{zz} &= \frac{\partial u_z}{\partial z} \\
\gamma_{r\varphi} &= \frac{1}{r}\frac{\partial u_r}{\partial \varphi} + \frac{\partial u_\varphi}{\partial r} - \frac{u_\varphi}{r} \\
\gamma_{\varphi z} &= \frac{1}{r}\frac{\partial u_z}{\partial \varphi} \\
\gamma_{rz} &= \frac{\partial u_z}{\partial r}
\end{aligned}
\tag{2-35}
$$

另外，纵向压缩负载的作用形式为 $\varepsilon_z = \varepsilon_{z0} e^{\mathrm{i}\omega t}$，其中 ε_{z0} 和 ω 分别为轴向应变的幅值和圆频率。根据模型对称性可知 $u_\varphi = 0$ 和 $\tau_{\varphi r} = \tau_{\varphi z} = \tau_{zr} = 0$，并且假设问题有 $\sigma_r = \sigma_0(r) e^{\mathrm{i}\omega t}$、$u_r = u_0(r) e^{\mathrm{i}\omega t}$ 和 $p = p_0(r) e^{\mathrm{i}\omega t}$ 的求解形式。

(1) 压力解

由本构方程式(2-30)，得：

$$
\begin{aligned}
\sigma_{rr} &= M_{11}\varepsilon_{rr} + M_{12}\varepsilon_{\theta\theta} + M_{13}\varepsilon_{zz} - \alpha p \\
\sigma_{\theta\theta} &= M_{12}\varepsilon_{rr} + M_{11}\varepsilon_{\theta\theta} + M_{13}\varepsilon_{zz} - \alpha p
\end{aligned}
\tag{2-36}
$$

下面是模型的边界条件，其表示考虑骨髓腔内的液体压力为 0 ，骨膜处不受外力，液体可以渗透。

$$
\begin{aligned}
\sigma_r \big|_{r=a} &= p \big|_{r=a} = 0 \\
\sigma_r \big|_{r=b} &= -p = 0
\end{aligned}
\tag{2-37}
$$

考虑人体在日常活动中会受到低频（几赫兹）的生理载荷，所以式(2-33) 忽略惯性项和体力得：

$$
\frac{\partial \sigma_{rr}}{\partial r} - \frac{\sigma_{rr} - \sigma_{\theta\theta}}{r} = 0 \tag{2-38}
$$

将式(2-36) 代入式(2-38)，得：

$$
\frac{\partial}{\partial_r}(M_{11}\varepsilon_{rr} + M_{12}\varepsilon_{\theta\theta}) + \frac{(M_{11} - M_{12})(\varepsilon_{rr} - \varepsilon_{\theta\theta})}{r} - \alpha\frac{\partial p}{\partial r} = 0 \tag{2-39}
$$

将式(2-35) 代入式(2-39)，得：

$$
M_{11}\frac{\partial^2 u_r}{\partial r^2} + M_{12}\frac{\partial}{\partial r}\left(\frac{u_r}{r}\right) + (M_{11} - M_{12})\frac{\partial}{\partial r}\left(\frac{u_r}{r}\right) - \alpha\frac{\partial p}{\partial r} = 0 \tag{2-40}
$$

式(2-40) 可以简化为：

$$
M_{11}\frac{\partial}{\partial r}\left(\frac{\partial u_r}{\partial r} + \frac{u_r}{r}\right) - \alpha\frac{\partial p}{\partial r} = 0 \tag{2-41}
$$

间质流体在轴向几乎不存在流动，所以本章只认为液体在径向流动。根据文献将 $u_r=u_{r0}(r)e^{\mathrm{i}\omega t}$，$p=p0(r)e^{\mathrm{i}\omega t}$ 代入上式得其解为：

$$\frac{du_{r0}(r)}{dr}+\frac{u_{r0}(r)}{r}=\frac{\alpha p_0(r)}{M_{11}}+\mathrm{c} \tag{2-42}$$

其中 c 为积分常数，将式(2-35) 代入式(2-32)，得：

$$\xi=\alpha\frac{\partial u_r}{\partial r}+\alpha\frac{u_r}{r}+\alpha'\varepsilon_{z0}e^{\mathrm{i}\omega t}+p/M \tag{2-43}$$

将式(2-43) 代入式(2-34) 得：

$$\frac{\partial}{\partial r}\left(\alpha\frac{\partial u_r}{\partial r}+\alpha\frac{u_r}{r}+\alpha'\varepsilon_{z0}e^{\mathrm{i}\omega t}+p/M\right)-\frac{k}{\mu}\nabla^2 p=0 \tag{2-44}$$

将 $u_r=u_{r0}(r)e^{\mathrm{i}\omega t}$，$p=p_0(r)e^{\mathrm{i}\omega t}$ 和 (2-41) 代入上式：

$$\frac{\mathrm{d}^2 p_0(r)}{\mathrm{d}r^2}+\frac{1}{r}\frac{\mathrm{d}p_0(r)}{\mathrm{d}r}-\frac{\mathrm{i}\omega\mu(M_{11}+M\alpha^2)}{kMM_{11}}p_0(r)=\frac{\mathrm{i}\omega\mu}{k}(\alpha c+\alpha'\varepsilon_{z0}) \tag{2-45}$$

式(2-45) 可解为：

$$p_0(r)=-\frac{MM_{11}(\alpha\mathrm{c}+\alpha'\varepsilon_{z0})}{M_{11}+M\alpha^2}+\mathrm{A}I_0(\mathrm{C}r)+\mathrm{B}K_0(\mathrm{C}r) \tag{2-46}$$

其中 I_n 和 K_n 分别是第一类和第二类修正的 $n(n=0,1)$ 阶贝塞尔函数，常数 C 为：

$$\mathrm{C}=\sqrt{\mathrm{i}\omega\mu(M_{11}+M\alpha^2)/kMM_{11}} \tag{2-47}$$

那么压力可写成：

$$p(r)=\frac{M_{11}M\alpha^2(\alpha\mathrm{c}+\alpha'\varepsilon_{z0})}{M_{11}+M\alpha^2}+\mathrm{A}I_0(\mathrm{C}r)+\mathrm{B}K_0(\mathrm{C}r) \tag{2-48}$$

可以假设 $\sigma_{rr}(r,t)=\sigma_{r0}e^{\mathrm{i}\omega t}$，$\sigma_{\theta\theta}(r,t)=\sigma_{\theta0}(r)e^{\mathrm{i}\omega t}$，$\varepsilon_{rr}=\varepsilon_{r0}(r)e^{\mathrm{i}\omega t}$，$\varepsilon_{\theta\theta}=\varepsilon_{\theta0}(r)e^{\mathrm{i}\omega t}$，并结合边界条件可得常数 A、B：

$$\begin{aligned}\mathrm{A}&=\frac{M_{11}M(\alpha\mathrm{c}+\alpha'\varepsilon_{z0})}{M_{11}+M\alpha^2}\left[\frac{K_1(\mathrm{C}b)}{I_0(\mathrm{C}a)K_1(\mathrm{C}b)-I_1(\mathrm{C}b)K_0(\mathrm{C}a)}\right]\\ \mathrm{B}&=\frac{M_{11}M(\alpha\mathrm{c}+\alpha'\varepsilon_{z0})}{M_{11}+M\alpha^2}\left[\frac{I_1(\mathrm{C}b)}{K_0(\mathrm{C}a)I_1(\mathrm{C}b)-K_1(\mathrm{C}b)I_0(\mathrm{C}a)}\right]\end{aligned} \tag{2-49}$$

于是压力解可写成：

$$p(r,t)=\frac{M_{11}M(\alpha\mathrm{c}+\alpha'\varepsilon_{z0})}{M_{11}+M\alpha^2}\times\left[\frac{I_0(\mathrm{Cr})[K_0(\mathrm{C}b)-K_0(\mathrm{C}a)]-[I_0(\mathrm{C}b)-I_0(\mathrm{C}a)]K_0(\mathrm{C}r)}{I_0(\mathrm{C}a)K_0(\mathrm{C}b)-I_0(\mathrm{C}b)K_0(\mathrm{C}a)}-1\right] \tag{2-50}$$

下面求解常数 c。根据式(2-42) 和式(2-48) 得：

$$\frac{\partial u_{r0}(r)}{\partial r}+\frac{u_{r0}(r)}{r}=\left[-\frac{M_{11}M(\alpha\mathrm{c}+\alpha'\varepsilon_{z0})}{M_{11}+M\alpha^2}+\mathrm{c}\right]+\frac{\alpha\mathrm{A}}{M_{11}}I_0(\mathrm{C}r)+\frac{\alpha\mathrm{B}}{M_{11}}K_0(\mathrm{C}r) \tag{2-51}$$

求解得到：

$$u_{r0}(r)=\frac{1}{2}r\left[-\frac{M_{11}\alpha(\alpha c+\alpha'\varepsilon_{z0})}{M_{11}+M\alpha^2}+c\right]+\frac{\alpha A}{CM_{11}}I_1(Cr)-\frac{\alpha B}{CM_{11}}K_1(Cr)+\frac{s}{r} \tag{2-52}$$

其中，s 为又一积分常数，那么：

$$\varepsilon_{r0}(r)=\frac{\partial u_{r0}(r)}{\partial r}=\frac{1}{2}\left[-\frac{M_{11}\alpha(\alpha c+\alpha'\varepsilon_{z0})}{M_{11}+M\alpha^2}+c\right]+\frac{\alpha}{CM_{11}}\times\left\{C[AI_0(Cr)+BK_0(Cr)]-\frac{1}{r}[AI_1(Cr)-BK_1(Cr)]\right\}-\frac{s}{r^2} \tag{2-53}$$

$$\varepsilon_{\theta 0}(r)=\frac{u_{r0}(r)}{r}=\frac{1}{2}\left[-\frac{M_{11}\alpha(\alpha c+\alpha'\varepsilon_{z0})}{M_{11}+M\alpha^2}+c\right]+\frac{\alpha}{rCM_{11}}[AI_1(Cr)-BK_1(Cr)]+\frac{s}{r^2} \tag{2-54}$$

同时根据式(2-53)、式(2-54) 得到：

$$\varepsilon_{r0}(a)=\frac{1}{2}\left[-\frac{M_{11}\alpha(\alpha c+\alpha'\varepsilon_{z0})}{M_{11}+M\alpha^2}+c\right]+\frac{\alpha}{CM_{11}}\times\left\{C[AI_0(Ca)+BK_0(Ca)]-\frac{1}{a}[AI_1(Ca)-BK_1(Ca)]\right\}-\frac{s}{a^2} \tag{2-55}$$

$$\varepsilon_{r0}(b)=\frac{1}{2}\left[-\frac{M_{11}\alpha(\alpha c+\alpha'\varepsilon_{z0})}{M_{11}+M\alpha^2}+c\right]+\frac{\alpha}{CM_{11}}\times\left\{C[AI_0(Cb)+BK_0(Cb)]-\frac{1}{b}[AI_1(Cb)-BK_1(Cb)]\right\}-\frac{s}{b^2} \tag{2-56}$$

$$\varepsilon_{\theta 0}(a)=\frac{1}{2}\left[-\frac{M_{11}\alpha(\alpha c+\alpha'\varepsilon_{z0})}{M_{11}+M\alpha^2}+c\right]+\frac{\alpha}{aCM_{11}}[AI_1(Ca)-BK_1(Ca)]+\frac{s}{a^2} \tag{2-57}$$

$$\varepsilon_{\theta 0}(b)=\frac{1}{2}\left[-\frac{M_{11}\alpha(\alpha c+\alpha'\varepsilon_{z0})}{M_{11}+M\alpha^2}+c\right]+\frac{\alpha}{bCM_{11}}[AI_1(Cb)-BK_1(Cb)]+\frac{s}{b^2} \tag{2-58}$$

根据模型的应力边界条件为式(2-36) 得到：

$$\begin{aligned}M_{11}\varepsilon_{r0}(a)+M_{12}\varepsilon_{\theta 0}(a)+M_{13}\varepsilon_{z0}=0\\M_{11}\varepsilon_{r0}(b)+M_{12}\varepsilon_{\theta 0}(b)+M_{13}\varepsilon_{z0}=0\end{aligned} \tag{2-59}$$

将式(2-55)、式(2-56)、式(2-57) 和式(2-58) 代入式(2-59) 化简得到：

$$\frac{1}{2}(M_{11}+M_{12})\left[-\frac{M_{11}\alpha(\alpha c+\alpha'\varepsilon_{z0})}{M_{11}+M\alpha^2}+c\right]+\frac{MM_{11}}{M_{11}-M\alpha^2}\alpha(\alpha c+\alpha'\varepsilon_{z0})$$
$$+\frac{\alpha}{aC}\left(\frac{M_{12}}{M_{11}}-1\right)[AI_1(Ca)-BK_1(Ca)]+(M_{12}+M_{11})\frac{s}{a^2}+M_{13}\varepsilon_{z0}=0 \tag{2-60}$$

$$\frac{1}{2}(M_{11}+M_{12})\left[-\frac{M_{11}\alpha(\alpha c+\alpha'\varepsilon_{z0})}{M_{11}+M\alpha^2}+c\right]+\alpha[AI_0(Cb)+BK_0(Cb)]+(M_{11}-M_{12})\frac{s}{b^2}$$
$$+\frac{\alpha}{aC}\left(\frac{M_{12}}{M_{11}}-1\right)[AI_1(Cb)-BK_1(Cb)]+M_{13}\varepsilon_{z0}+(M_{12}+M_{11})\frac{s}{a^2}=0 \tag{2-61}$$

那么由式(2-60) 和式(2-61) 方程联立可求得 c、s，最后得到压力解为：

$$p(r,t)=\frac{MM_{11}(\alpha c+\alpha'\varepsilon_{z0})}{M_{11}+M\alpha^2}\times$$
$$\left\{\frac{I_0(Cr)[K_0(Cb)-K_0(Ca)]-[I_0(Cb)-I_0(Ca)]K_0(Cr)}{I_0(Ca)K_0(Cb)+I_0(Cb)K_0(Ca)}-1\right\}e^{ie\omega} \tag{2-62}$$

(2) 流速解

$$q_r=-\frac{k}{\mu}\frac{\partial p}{\partial r} \tag{2-63}$$

从而得到流速表达式：

$$v(r,t)=-\frac{k}{\mu}\frac{MM_{11}(\alpha c+\alpha'\varepsilon_{z0})}{M_{11}+M\alpha^2}$$
$$\times\left\{\frac{I_1(Cr)[K_0(Cb)-K_0(Ca)]+[I_0(Cb)-I_0(Ca)]K_1(Cr)}{I_0(Ca)K_0(Cb)-I_0(Cb)K_0(Ca)}-1\right\}e^{ie\omega} \tag{2-64}$$

2.3 宏观有限元模型的建立

本章利用 COMSOL Multiphysics 软件建立如图 2-2 所示的多孔弹性材料的骨组织有限元模型，忽略骨髓腔、松质骨和骨单元的存在，其目的是与理论模型做对比并验证有限元方法的有效性，为后面用有限元方法研究骨内各个功能单元的应力应变场和液流信号转导规律做准备。其几何模型和边界条件与理论模型一致。对模型上表面施加 z 方向的位移载荷：$\varepsilon_{zz}=\varepsilon_{z0}e^{i\omega t}$，这里的载荷控制条件为：应变率为 $0.001s^{-1}$。文献报道中的骨骼的弹性模量的变化范围约在 1～25GPa，本章在宏观尺度设定骨的弹性模量为20GPa。在骨内主要有两种与液体流动有关的孔隙存在，一个是哈弗氏管和福克曼氏管等大孔径孔隙称为PV，描述液体在其内流动的渗透率k_{vp}为10^{-13}～$10^{-17}m^2$；另一个是骨陷窝和骨小管等小孔径孔隙称为PLC，用于表征液体在其内流动的渗透率k_{plc}范围在10^{-17}～$10^{-25}m^2$，其值要比大孔径PV小几个数量级。在本章中分别用渗透率$k_{vp}=10^{-15}m^2$，孔隙率$\varphi_v=0.04$和渗透率$k_{lcp}=10^{-18}m^2$，孔隙率$\varphi_{lc}=0.05$来表征大孔径和小孔径的液体流动行为。

如图2-3所示，Croker等根据统计学的方法分析人、绵羊和袋鼠的股骨横截面直径和皮质骨的厚度，发现人类的股骨要明显比动物的粗壮，横截面直径为27.3mm，皮质骨的厚度为7.03mm。理论和模拟中都将骨组织的多孔介质弹性材料特性视为各向同性和横观各向同性，其他相关参数与骨单元尺度一样，如表2-1和表2-2所示。

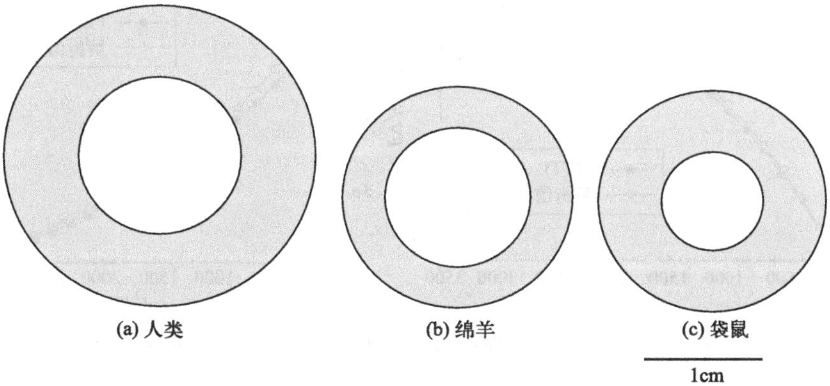

图2-3　股骨横截面平均测量值的示意

表2-1　各向同性弹性材料参数

E/GPa	v	M/GPa	α	φ_v	φ_{lc}	ρ_S/(kg/m³)	ρ_f/(kg/m³)
15.75	0.325	38	0.12	0.04	0.05	2000	1000
k_{vp}/m^2	k_{lcp}/m^2	μ/(Pa·s)	a/mm	b/mm	C_p/(1/Pa)		
10^{-15}	10^{-18}	1×10^{-3}	2	5	4×10^{-10}		

表2-2　横观各向同性材料常数

M_{11}/GPa	M_{12}/GPa	M_{13}/GPa	M_{33}/GPa	M_{55}/GPa	ρ_S/(kg/m³)
19.83	5.82	6.92	23.76	7	2000
ρ_f/kg/m³	μ/(Pa·s)	φ_v	α	M/GPa	k_{vp}/m^2
1000	10^{-3}	0.04	0.12	38	10^{-15}
a/mm	b/mm	C_p/(1/Pa)			
2	5	4×10^{-10}			

2.4 宏观有限元计算结果与解析解对比

为了验证有限元模型的正确性，为后续的研究提供依据，本章将有限元模型分析结果与解析解进行了对比。图 2-4 为 $z=0$ 截面处，$t=0.25$s、$f=1$Hz 时，沿骨组织半径的模拟结果与解析结果的对比，其中 FE(T) 和 Analytical (T) 是横观各向同性材料的解。由图 2-4 可以发现，模拟值与解析值基本一致，误差在可接受的范围内，验证了模型的有效性。并且由结果可以看出，弹性材料的参数对压力和流速有较大的影响。

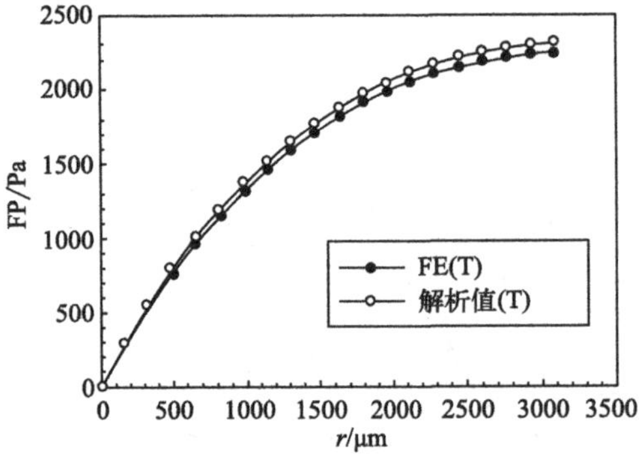

图 2-4 沿骨组织半径方向压力和流速的解析解和有限元解的比较

图 2-5 是沿着骨组织半径方向，不同时间内压力和流速的有限元解。由图可以看到，压力和流速都在 $t=2.25$s 时达到最大值。根据本章的载荷形式，2.25s 时应变率达到最大。

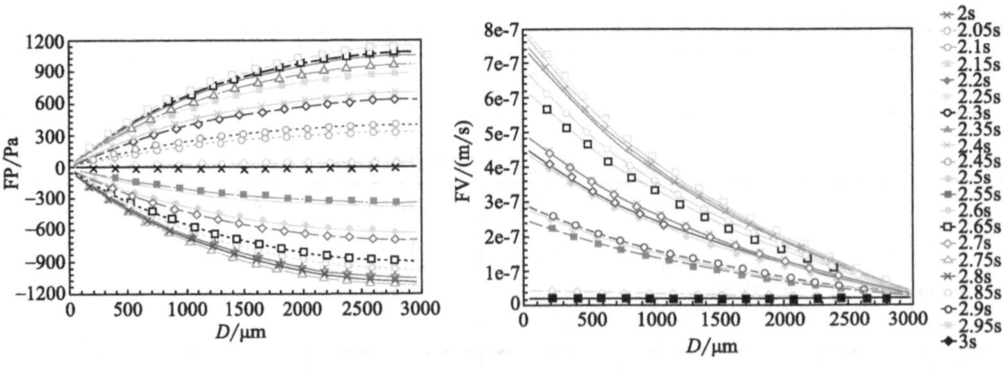

图 2-5 宏观模型在沿着骨组织半径方向不同时间的压力（左）和流速大小（右）

2.5 考虑骨髓腔压力的骨组织内部液体的流动行为研究

骨髓是一种位于骨骼中心处的黏性组织，含有重要的多能干细胞。由于骨髓紧贴骨组织内表面，骨组织受力时会通过结构传导力学载荷，进而影响骨髓的力学环境。例如，日常活动（如行走或跑步）产生的载荷会导致骨组织变形，从而干扰骨髓内压力。骨髓的力学环境可以通过测定静水压力、流体流动引起的剪切应力和黏度来定义。文献报道的哺乳动物骨髓静水压值在 10.7～120mmHg 范围内变化，一般认为是全身血压的四分之一左右。如表 1-6 所示，虽然各个研究的结果不一致，但这些研究中都有一个共同发现，髓内压具有与动脉血压和呼吸同步的脉动状态[82]。不同作者在文献中报告的髓内压测量值存在显著差异（见表 1-6），这可能是由于不同物种的骨髓组织不同所致。骨髓腔的机械环境对各种因素的反应表明，骨髓环境对外界因素相当敏感。此外，骨髓受到干扰后恢复到正常状态时表现得相当快速。为了考察髓内压对骨组织液压力及流速的影响，绘制了图 2-6［髓内压随时间的变化 $p^0(t)$］。髓内压设为 p^0（以 mmHg 为单位），其中 p^0 为随呼吸而变化的脉动函数，并且根据髓内压的范围，可以由分段函数式(2-65) 表示。

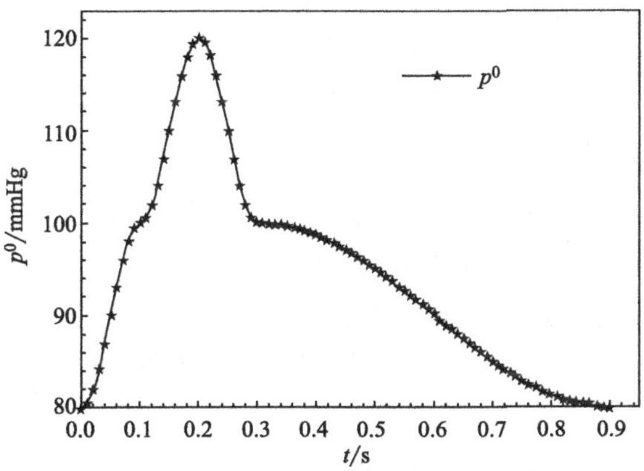

图 2-6 骨内膜处的髓内压随时间的变化

骨髓的力学和成分特性在常见的骨疾病、老化或废弃过程中可能发生改变。体外实验表明，成体骨髓中的间充质干细胞和前体细胞对静水压、流体剪切或局部成分（如介质黏度）有反应。因此，骨髓的力学和组成微环境的变化也可能影响体内的常驻干细胞的命运，进而改变骨的力学性能。

$$p^0=80+\frac{120-80}{2}\times\begin{cases}0.5+0.5\cos[10\pi(t-0.1)],0<t\leqslant 0.1\\1.5-0.5\cos[10\pi(t-0.5)],0.1<t\leqslant 0.3\\0.5+0.5\cos[5/3\pi(t-0.3)],0.3<t\leqslant 0.9\end{cases}\tag{2-65}$$

如果将模型看成横观各向同性材料，则含有骨髓液的模型在轴向位移简谐载荷的作用下，其对应的边界条件可以表示为：

$$\begin{aligned}\sigma_{r0}(a)&=p_0(a)=p^0\\ \sigma_{r0}(b)&=-p_0(a)=0\end{aligned}\tag{2-66}$$

此边界条件表示髓内压对骨组织内表面的作用为 p^0，骨外膜处不受外力，液体可以渗透。

因为含有骨髓液的模型与中空的骨组织模型是具有相同的基础方程（控制方程、几何方程、平衡方程），所以我们可以直接采用压力通解式(2-48）代入边界条件求解含有骨髓液的骨模型的积分常数。

压力通解为：

$$p(r)=\frac{M_{11}M\alpha^2(\alpha c+\alpha'\varepsilon_{z0})}{(M_{11}+M\alpha^2)}+\mathrm{A}I_0(Cr)+\mathrm{B}K_0(Cr)\tag{2-67}$$

代入边界条件式(2-66）则 A、B 分别为：

$$\begin{aligned}\mathrm{A}&=\frac{p^0K_0(Cb)-\dfrac{M_{11}M(\alpha c+\alpha'\varepsilon_{z0})}{M_{11}+M\alpha^2}[K_0(Cb)-K_0(Ca)]}{I_0(Ca)K_0(Cb)-I_0(Cb)K_0(Ca)}\\ \mathrm{B}&=\frac{p^0K_0(Cb)-\dfrac{M_{11}M(\alpha c+\alpha'\varepsilon_{z0})}{M_{11}+M\alpha^2}[I_0(Cb)-I_0(Ca)]}{K_0(Ca)I_0(Cb)-I_0(Ca)K_0(Cb)}\end{aligned}\tag{2-68}$$

于是压力解可写成：

$$\begin{aligned}p(r,t)=&\ p^0\left[\frac{I_0(Cr)K_0(Cb)-I_0(Cb)K_0(Cr)}{I_0(Ca)K_0(Cb)-I_0(Cb)K_0(Ca)}\right]-\frac{M_{11}M(\alpha c+\alpha'\varepsilon_{z0})}{M_{11}+M\alpha^2}\\ &\times\left[1+\frac{[K_0(Cb)-K_0(Ca)]I_0Cr-[I_0(Cb)K_0(Cr)-I_0(Ca)K_0(Cr)]}{I_0(Ca)K_0(Cb)-I_0(Cb)K_0(Ca)}-1\right]\end{aligned}\tag{2-69}$$

然后根据 $p=p^0(r)e^{\mathrm{i}\omega t}$ 可得压力解：

$$p(r,t)=\left\{\begin{aligned}&p^0\left[\frac{I_0(Cr)K_0(Cb)-I_0(Cb)K_0(Cr)}{I_0(Ca)K_0(Cb)-I_0(Cb)K_0(Ca)}\right]-\frac{M_{11}M(\alpha c+\alpha'\varepsilon_{z0})}{M_{11}+M\alpha^2}\\ &\times\left[1+\frac{[K_0(Cb)-K_0(Ca)]I_0Cr-[I_0(Cb)K_0(Cr)-I_0(Ca)K_0(Cr)]}{I_0(Ca)K_0(Cb)-I_0(Cb)K_0(Ca)}-1\right]\end{aligned}\right\}e^{\mathrm{i}\omega t}\tag{2-70}$$

根据 2.1.2 中求解常数 c 和 s 的关系得：

$$\varepsilon_{r0}(r)=\frac{\partial u_{r0}(r)}{\partial r}=\frac{1}{2}\left[-\frac{M_{11}\alpha(\alpha c+\alpha'\varepsilon_{z0})}{M_{11}+M\alpha^2}+c\right]+\frac{\alpha}{CM_{11}}$$
$$\times\left\{C\left[AI_0(Cr)+BK_0(Cr)\right]-\frac{1}{r}\left[AI_1(Cr)-BK_1(Cr)\right]\right\}-\frac{s}{r^2}$$
(2-71)

$$\varepsilon_{\theta 0}(r)=\frac{u_{r0}(r)}{r}=\frac{1}{2}\left[-\frac{M_{11}\alpha(\alpha c+\alpha'\varepsilon_{z0})}{M_{11}+M\alpha^2}+c\right]+\frac{\alpha}{rCM_{11}}\left[AI_1(Cr)-BK_1(Cr)\right]+\frac{s}{r^2}$$
(2-72)

另外对骨髓腔内的液体根据质量守恒定律（液体不可压）：

$$\pi a^2 h=\pi(a+u_r)^2(h+u_z)+Q \tag{2-73}$$

其中 Q 是通过骨内壁总的液体流量，并假设流进骨组织内的液流为正，展开上式并忽略位移乘积二次方以上的小量，同时假设 $Q(r,t)=Q_0(r)e^{i\omega t}$；轴向位移 $u_z=-h\varepsilon_{z0}e^{i\omega t}$

$$-2\pi h u_{r0}-\pi a^2 h\varepsilon_{z0}=Q \tag{2-74}$$

在 $r=a$ 处应用达西定律：

$$\frac{dQ}{dt}=-\pi a^2\frac{k}{u}h\left(\frac{\partial p}{\partial r}\right)\Big|_{r=a} \tag{2-75}$$

根据式(2-73)、式(2-74)、式(2-75)，并结合式(2-71) 和式(2-72) 即可导出下面的式子：

$$a\left[-\frac{M_{11}\alpha(\alpha c+\alpha'\varepsilon_{z0})}{M_{11}+M\alpha^2}+c\right]+\left(\frac{2\alpha}{CM_{11}}-\frac{akC}{iuw}\right)\left[AI_1(Ca)-BK_1(Ca)\right]+\frac{2s}{a}+a\varepsilon_{z0}=0$$
(2-76)

同时根据式(2-71) 和式(2-72) 得到：

$$\varepsilon_{r0}(a)=\frac{1}{2}\left[-\frac{M_{11}\alpha(\alpha c+\alpha'\varepsilon_{z0})}{M_{11}+M\alpha^2}+c\right]+\frac{\alpha}{CM_{11}}$$
$$\times\left\{C\left[AI_0(Ca)+BK_0(Ca)\right]-\frac{1}{a}\left[AI_1(Ca)-BK_1(Ca)\right]\right\}-\frac{s}{a^2}$$
(2-77)

$$\varepsilon_{r0}(b)=\frac{1}{2}\left[-\frac{M_{11}\alpha(\alpha c+\alpha'\varepsilon_{z0})}{M_{11}+M\alpha^2}+c\right]+\frac{\alpha}{CM_{11}}$$
$$\times\left\{C\left[AI_0(Cb)+BK_0(Cb)\right]-\frac{1}{b}\left[AI_1(Cb)-BK_1(Cb)\right]\right\}-\frac{s}{b^2}$$
(2-78)

$$\varepsilon_{\theta 0}(a)=\frac{1}{2}\left[-\frac{M_{11}\alpha(\alpha c+\alpha'\varepsilon_{z0})}{M_{11}+M\alpha^2}+c\right]+\frac{\alpha}{aCM_{11}}\left[AI_1(Ca)-BK_1(Ca)\right]+\frac{s}{a^2}$$
(2-79)

$$\varepsilon_{\theta 0}(b)=\frac{1}{2}\left[-\frac{M_{11}\alpha(\alpha c+\alpha'\varepsilon_{z0})}{M_{11}+M\alpha^2}+c\right]+\frac{\alpha}{bCM_{11}}[AI_1(Cb)-BK_1(Cb)]+\frac{s}{a^2} \tag{2-80}$$

模型的应力边界条件为：

$$\begin{aligned}&\sigma_{rr}(r,t)\big|_{r=a}=-p(a,t)=-p^0;\\&\sigma_{rr}(r,t)\big|_{r=b}=0\end{aligned} \tag{2-81}$$

由本构方程和 $\sigma_{rr}(r,t)=\sigma_{r0}$，$\sigma_{\theta\theta}(r,t)=\sigma_{\theta 0}(r)e^{i\omega t}$，$\varepsilon_{rr}=\varepsilon_{r0}(r)e^{i\omega t}$，$\varepsilon_{\theta\theta}=\varepsilon_{\theta 0}(r)e^{i\omega t}$ 得：

$$\begin{aligned}&M_{11}\varepsilon_{r0}(a)+M_{12}\varepsilon_{\theta 0}(a)+M_{13}\varepsilon_{z0}=(\alpha-1)p^0\\&M_{11}\varepsilon_{r0}(b)+M_{12}\varepsilon_{\theta 0}(b)+M_{13}\varepsilon_{z0}=\alpha p^0(b)\end{aligned} \tag{2-82}$$

将式(2-77)～式(2-80) 代入式(2-82) 化简得到：

$$\begin{aligned}&\frac{1}{2}(M_{11}+M_{12})\left[-\frac{M_{11}\alpha(\alpha c+\alpha'\varepsilon_{z0})}{M_{11}+M\alpha^2}+c\right]+\alpha[AI_0(Ca)+BK_0(Ca)]\\&+(M_{11}-M_{12})\frac{s}{a^2}+\frac{\alpha}{aC}\left(\frac{M_{12}}{M_{11}}-1\right)[AI_1(Ca)-BK_1(Ca)]+M_{13}\varepsilon_{z0}-(\alpha-1)p^0=0\end{aligned} \tag{2-83}$$

$$\begin{aligned}&\frac{1}{2}(M_{11}+M_{12})\left[-\frac{M_{11}\alpha(\alpha c+\alpha'\varepsilon_{z0})}{M_{11}+M\alpha^2}+c\right]+\alpha[AI_0(Ca)+BK_0(Ca)]\\&+(M_{12}-M_{11})\frac{s}{b^2}+\frac{\alpha}{bC}\left(\frac{M_{12}}{M_{11}}-1\right)[AI_1(Cb)-BK_1(Cb)]+M_{13}\varepsilon_{z0}=0\end{aligned} \tag{2-84}$$

那么由式(2-76)、式(2-83) 和式(2-84) 可求得常数 c 和 s。

流速解可表示为：

$$q_r=-\frac{k}{\mu}\times\frac{\partial p}{\mu\partial r} \tag{2-85}$$

从而得到流速表达式：

$$\begin{aligned}q_r=-\frac{k}{\mu}\times\frac{\partial p(r,t)}{\partial r}=-\frac{k}{\mu}C\Bigg\{&p^0\left[\frac{K_0(Cb)I_1(Cr)+I_0(Cb)K_1(Cr)}{I_0(Ca)K_0(Cb)-I_0(Cb)K_0(Ca)}\right]-\frac{M_{11}\alpha(\alpha c+\alpha'\varepsilon_{z0})}{M_{11}+M\alpha^2}\\&\times\frac{[K_0(Ca)-K_0(Cb)]I_1(Cr)+[I_0(Ca)-I_0(Cb)]K_1(Cr)}{I_0(Ca)K_0(Cb)-I_0(Cb)K_0(Ca)}\Bigg\}e^{i\omega t}\end{aligned} \tag{2-86}$$

2.5.1 髓内压影响下的孔隙压力和流速

图 2-7 是在 $t=0.25$s、$f=1$Hz 时的考虑髓内压的骨组织内压力和流速。对比

中空的骨组织模型（图 2-4）和考虑髓内压的模型（图 2-7）发现，当考虑髓内压时整个骨单元的压力场增加，而流速场是减小的。当考虑髓内压时骨组织内的压力和流速沿着骨组织半径的变化趋势与中空骨单元模型相同。

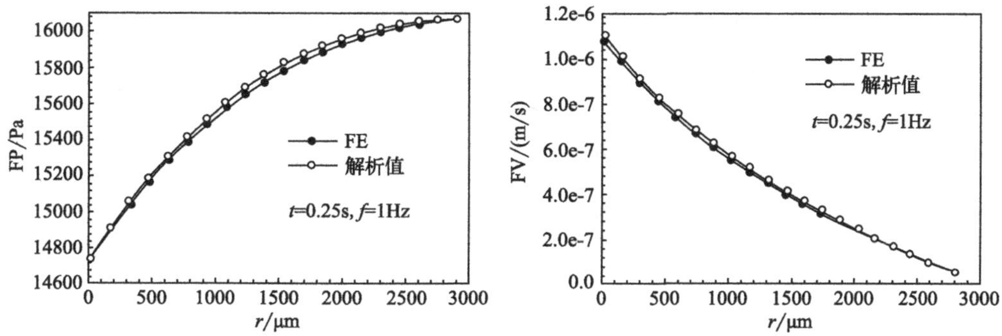

图 2-7　髓内压影响下的解析解与有限元解

2.5.2　时程曲线

图 2-8 为在 1000$\mu\varepsilon$ 的载荷强度和 1Hz 载荷频率下沿着骨组织半径方向不同时间的压力和流速的分布图。在 $t=0.2$s 时骨组织的压力是最大的，在 $t=0.25$s 时骨组织内的流速是最大的。沿着骨组织半径方向，在 0～0.5s 时，骨组织的压力是逐渐增加的；在 0.5～1s 时，骨组织压力是逐渐减小的。对比中空骨单元模型可以发现，当考虑髓内压时骨组织内最大压力发生在 $t=0.2$s，也就是髓内压最大时，而中空骨组织模型的最大压力和流速都发生在 $t=0.25$s，由此可以发现髓内压对骨组织内的压力和流速具有较大影响。

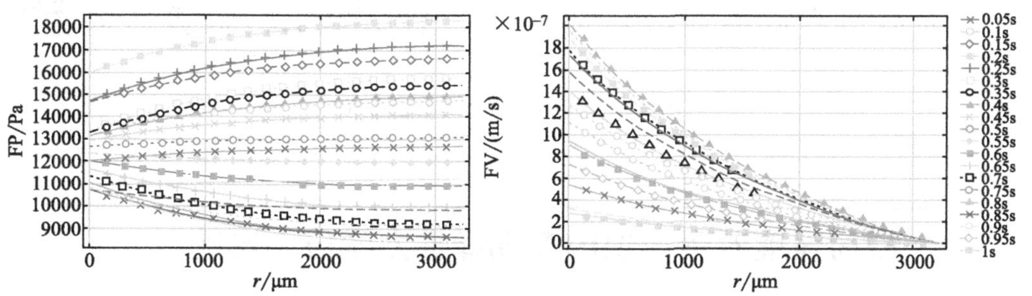

图 2-8　沿骨组织半径方向不同时间内的压力和流速分布

髓内压被设为与呼吸有关的脉动函数，是关于时间 t 的函数。为了考察随时间变化的髓内压对骨组织内压力和流速的影响，我们沿着骨组织半径方向取 6 个点 A、B、C、D、E 和 F（图 2-9），观察这些点随时间变化的曲线。

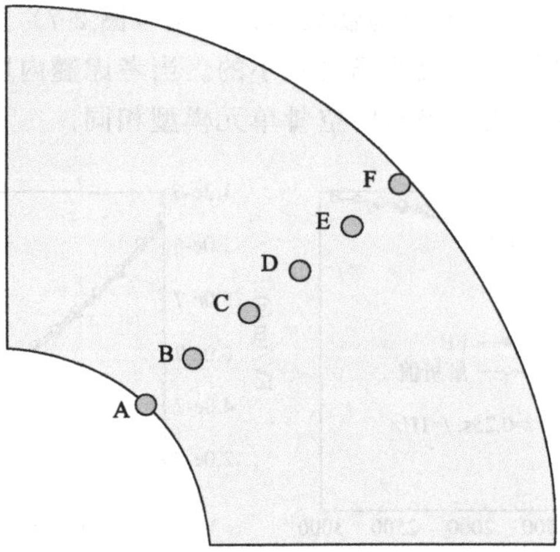

图 2-9　沿着骨组织半径方向取点 A、B、C、D、E 和 F

由图 2-10 的压力图（左）可以看出，髓内压函数对骨组织内的液体压力产生显著的影响。在中空骨组织模型中，孔隙压力是呈现正弦曲线分布，而有了髓内压后，孔隙压力分布变成髓内压与中空骨组织模型的叠加。而流速的分布形式与中空的基本差不多，但是大小有所变化。

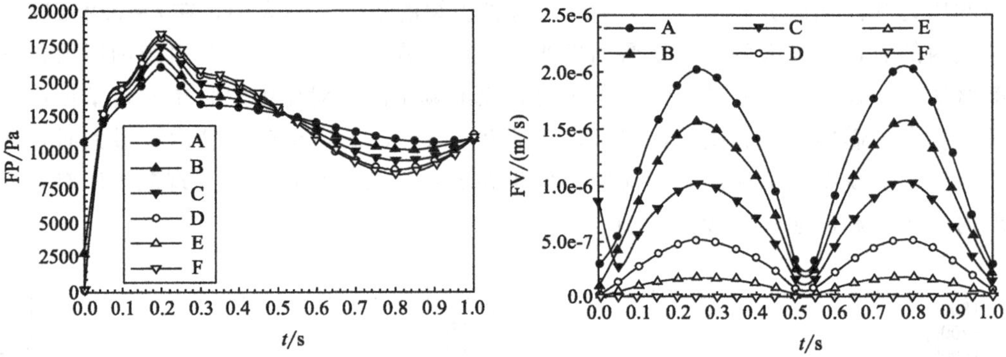

图 2-10　压力和流速的时程曲线

2.6 载荷强度对骨组织内多孔弹性力学行为影响

骨组织有很强的自我调控能力，使得其对所处的力学环境具有适应能力。Frost 等把这种骨量重新分配的调控机制称为“力学调控系统”。力学调控系统的存在保持着骨组织以最优的状态面对外部载荷，其运作的失调则会引发骨类疾病。骨量的增加或者减小取决于外部负荷的大小，这是由于骨内存在对外部力学环境敏感的细胞，这种敏感性被称为力学调控系统的调控阈值。这些阈值控制骨建造、骨重建等过程的激活、发展和结束。

调控阈值包括骨重建阈值、骨塑建阈值、病理性骨塑建阈值和骨折强度极限，这 4 个阈值的具体数值分别约为 200$\mu\varepsilon$、1000$\mu\varepsilon$、3000$\mu\varepsilon$ 和 25000$\mu\varepsilon$（见图 2-11）。这 4 个调控阈值将整个骨重建过程分为废用区、适应区、中度超负荷区、病理性超负荷区和骨折区。当负载不超过 200$\mu\varepsilon$ 时，骨组织处于废用状态，骨内力学感受器认为当前负载需要的骨量少于现有骨量，因此诱导骨吸收量大于骨形成量，总的骨量减少；当外部负载在 200$\mu\varepsilon$ 和 1000$\mu\varepsilon$ 之间时，骨组织处于适应状态，力学感受器认为当前负载需要的骨量正好是现有骨量，骨吸收和骨形成平衡，总的骨量保持不变，仅在个别局部有过高或过低的应变和微缺损。当外部载荷大于 1000$\mu\varepsilon$ 时，骨组织处于中度超负荷状态，力学感受器认为现有的骨量不能满足外部负载需要，因此促使骨吸收量小于骨形成量，总的骨量增加；当外部载荷大于 3000$\mu\varepsilon$ 时，此时骨组织处于病理性超负荷状态，力学感受器认为现有的骨量明显不能满足外部载荷的需要，发出激活骨建造的网状骨性成骨漂移机制的信号指令，快速而大量地成骨。同时使得骨吸收量小于骨形成量，总的骨量迅速增加。当外部负载超过 25000$\mu\varepsilon$ 时，即达到骨的极限强度，骨组织易发生骨折。

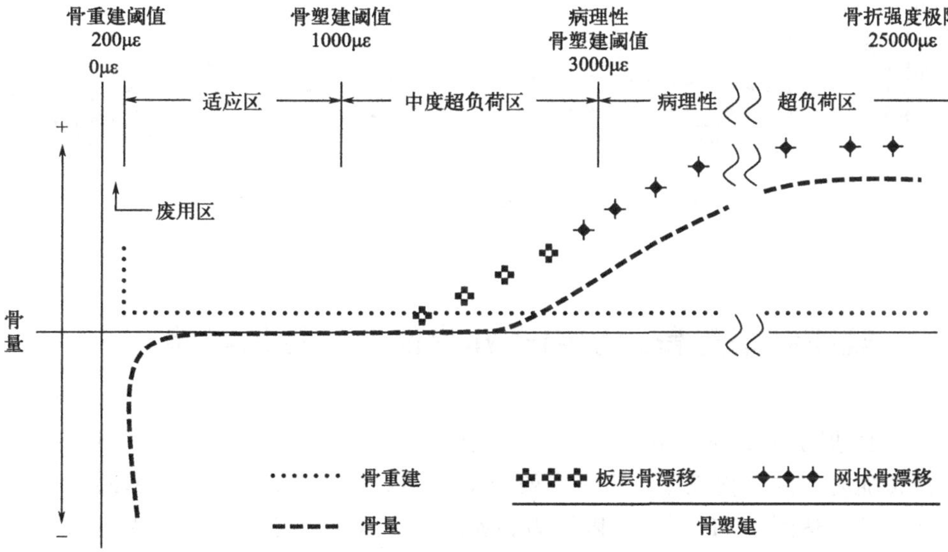

图 2-11　力学调控系统阈值

研究者认为骨组织中立体星状结构的骨细胞-骨陷窝-小管系统是力学感受器。当外部负载使骨组织产生变形和微裂纹时会诱导骨内液体的流动，产生流体切应力和流动电位等液流刺激信号，进而诱导骨细胞内产生一连串的生化反应，发出一系列信号指令激活骨建造或骨重建等调节机制，完成骨组织的自我更新或自我调整。

为了研究载荷强度对骨内液体流动的影响，我们根据力学调控系统阈值选择4种载荷强度（200$\mu\varepsilon$、1000$\mu\varepsilon$、3000$\mu\varepsilon$ 和 5000$\mu\varepsilon$），分别观察不同载荷强度条件下骨内液体流动的差异。

图2-12绘制了四种载荷强度下骨组织内压力和流速沿着骨组织半径的分布。这里我们选择的是血管的孔隙率和渗透率参数，所以得到的是血管的孔隙压力和流速。从图2-12中可以看出来液体的压力和流速幅值都是随着载荷强度的增大而增大。载荷在骨重建阈值（200$\mu\varepsilon$）时，最大压力约为 1.5×10^4Pa，最大流速约为 1.86×10^{-7}m/s。载荷在骨建造阈值（1000$\mu\varepsilon$）时，最大压力约为 1.6×10^4Pa，最大流速约为 8.98×10^{-7}m/s。在病理性骨建造阈值（3000$\mu\varepsilon$），最大压力约为 1.84×10^4Pa，最大流速约为 2.72×10^{-6}m/s。载荷在超负荷区域（5000$\mu\varepsilon$），最大压力 2.11×10^4Pa，最大流速约为 4.62×10^{-6}m/s。

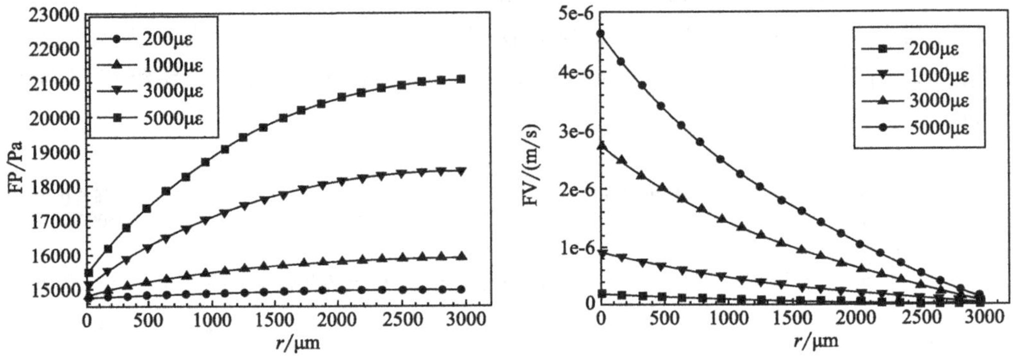

图2-12 载荷强度对其压力和流速的影响

2.7 载荷频率对骨组织内多孔弹性力学行为影响

图2-13展示了载荷频率在1～10Hz范围内，含髓内压的骨组织模型中孔隙压力和流速随时间的变化规律：当频率处于1～8Hz时，两者随载荷频率的增加而递增；而当频率达到10Hz时，孔隙压力和流速则呈现下降趋势。孔隙压力幅值随着时间的增加有一个降低的趋势，而流速幅值基本没有变化。

图2-14是载荷频率为1～10Hz时中空骨组织模型的孔隙压力和流速随时间的变化。在1～8Hz时孔隙压力和流速都是随着载荷频率增加而增加，而在10Hz时孔隙压力和流速反而降低了。和含有髓内压模型不同的是，中空骨组织模型的孔隙压力幅值和流速幅值随时间增加基本没有变化。

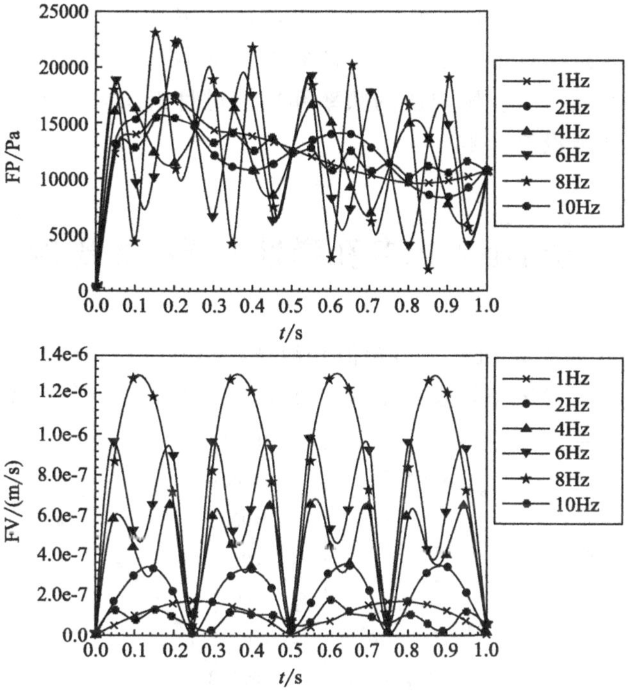

图 2-13　载荷频率对含有髓内压的孔隙压力和流速影响的时程曲线

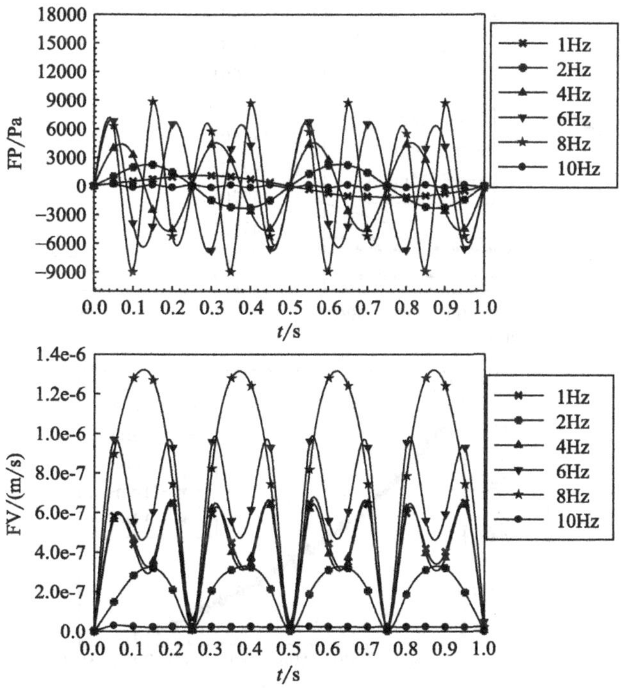

图 2-14　载荷频率对骨组织内压力和流速的影响

由图 2-13 和图 2-14 所示结果比较来看，在一定范围内随着载荷频率的增加，血管内压力和流速是增加的。超过一定的频率比如载荷频率为 10Hz 时其压力和流速要小于其他载荷频率时。髓内压的频率和幅值对骨组织内血管孔隙压力有明显的影响，而对流速基本没有影响。

2.8 渗透率对骨组织内多孔弹性力学行为影响

图 2-15 绘制了骨组织血管压力幅值和流速幅值在 1000$\mu\varepsilon$ 和 1Hz 下随渗透系数的变化的关系曲线。渗透率是表征微观尺度下液体流动的一个宏观指标，本章我们

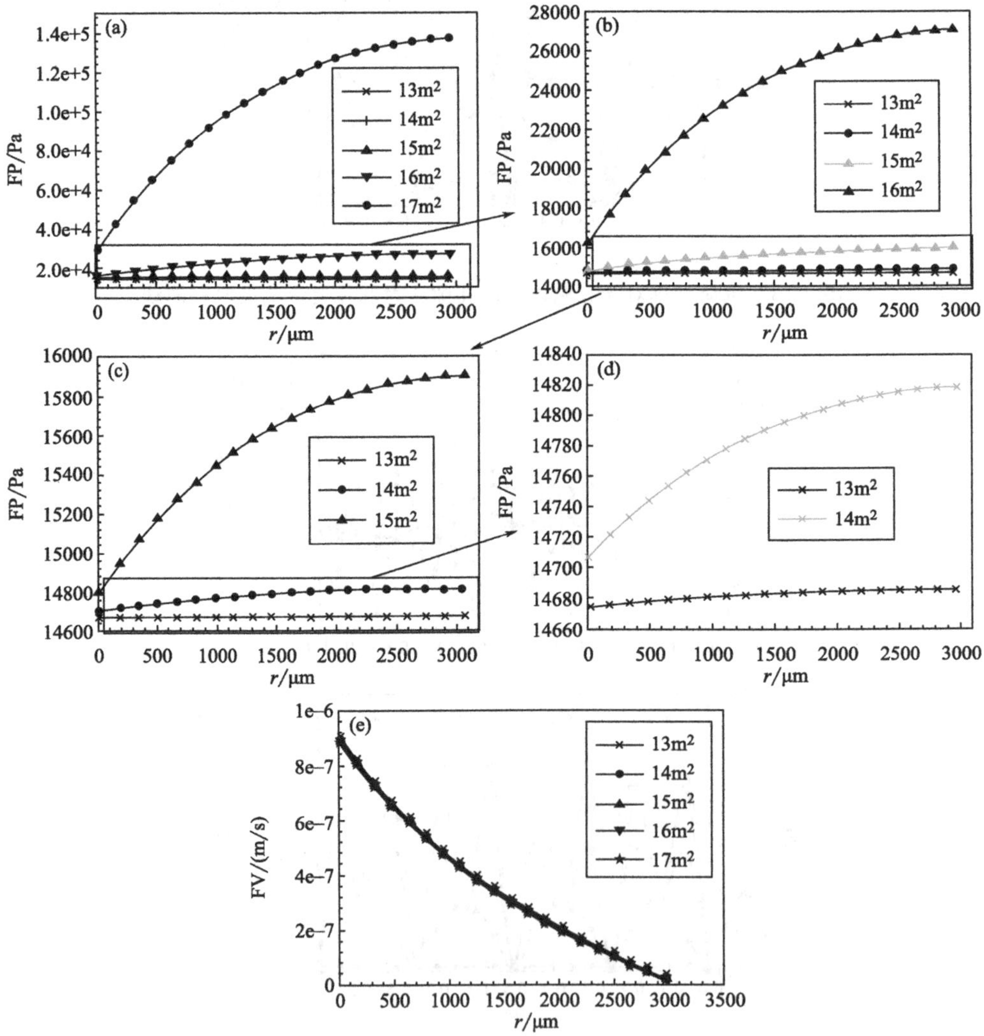

图 2-15 渗透率对骨组织内压力和流速的影响

取血管渗透率范围为 $10^{-17}\sim10^{-13}m^2$。当在给定的渗透系数范围内变化时，压力幅值随着系数的增大而单调减小，而流速幅值基本保持不变。所以在骨材料试件尺度，渗透率对液体压强的影响要大于流速，如图 2-15(a)、图 2-15(b)、图 2-15(c)、图 2-15(d) 所示，$10^{-17}m^2$ 与 $10^{-16}m^2$ 的最大压力相差 1.1×10^5Pa，$10^{-16}m^2$ 与 $10^{-15}m^2$ 最大压力相差 1.11×10^4Pa，$10^{-15}m^2$ 和 $10^{-14}m^2$ 最大压力相差 1.1×10^3Pa，$1\times10^{-14}m^2$ 和 $1\times10^{-13}m^2$ 最大压力相差 133Pa。随着血管渗透率的减小，整个骨组织内部的血管层次的压力场随之增大，且渗透率越小，不同层次的渗透率变化愈加明显。

2.9 讨论与结论

骨组织是一种具有复杂层级结构的生物复合材料，其内部存在多级孔隙结构。本章建立了宏观层次骨组织的多孔弹性有限元模型，并用来描述其内部血管层次的液体的流动行为。该模型模拟了骨在正常生理活动的载荷条件下，由骨基质的变形和压力梯度引起的血管孔隙的流体流动。

许多研究者经常把单个骨单元或者骨单元群拿出来研究，这样就忽略了骨髓腔内的压力的影响，实际上骨髓腔与哈弗氏管等血管是相通的，其内产生的压力会对血管压力和骨陷窝-小管的压力产生影响。以前的研究经常把骨髓腔表面的孔隙压力看成零。而考虑到在实验中测得的血管孔隙和骨陷窝-小管孔隙的渗透率跨度都很大，本章在宏观上考虑了血管孔隙，在宏细观上考虑了骨陷窝-小管孔隙。虽然骨内有多级孔隙结构，但是能显著地影响骨组织细胞的生物学响应的主要与 2 种层次的孔隙有关，一是血管孔隙，二是骨陷窝-小管层次。两者尺度相差 2～3 个数量级。

在成年人的正常生活中，当外部负载超过 $1000\mu\varepsilon$ 时骨建造开始被激活，成骨漂移在大应力区域缓慢增加板层骨，当外部负载超过 $3000\mu\varepsilon$ 时网状骨在高应力区域迅速增多。与骨建造不同，骨重建一直存在，使骨组织不断地调整和更新。骨重建在正常生理情况下比较稳定，但在失重（废用状态）时、过量运动时和绝经后妇女雌激素撤除后等情况下，骨重建频率会大大提高。这对一些骨骼疾病的理解具有重要意义。例如，绝经后妇女易患骨质疏松症，这是因为雌激素可维持骨重建阈值，雌激素的缺乏使骨重建阈值提高了约 30%，致使在外部负载作用不变的情况下使得骨组织感觉到自己处于废用状态，从而使骨吸收量大于骨形成量，最终导致骨骼疾病。又如，医学上很多治疗代谢性骨骼疾病的药物一般都是通过生物学因素来影响力学调控系统。

载荷频率在一定范围内对血管层次的孔隙压力和流速有显著影响。在载荷频率小于 10Hz 时，随着载荷频率的增加骨组织血管层次的压力和流速是逐渐增大的。

载荷频率大于 10Hz 时，骨组织内部压力和流速反而会减小。

在所选择的血管层次的渗透率范围内，随着渗透率的减小压力是逐渐增大的，而流速基本保持不变。

第三章 宏细观尺度模型

3.1 引言

骨组织结构的微观尺度到宏观尺度上的变化使得骨具有刚度、强度、韧性、柔韧性、渗透率、孔隙率和流体流动等看似矛盾又能执行统一功能的特征。多尺度模型可以改变任何层次结构的任何材料参数，以确定其对骨的性质的影响，如孔隙率、弹性模量等。因此，多尺度模型被认为是进行骨组织分析的有前途的手段，如利用具有不同尺度孔隙率的材料组合成一个支架，可以通过控制支架结构来调整骨骼的生长和形态，也可用于分析植入物对骨组织应力分布的影响。有研究者通过对骨组织不同尺度材料性质的观察，分别建立了纳观-微观-细观-宏观的多尺度模型，但是这些模型只考虑弹性行为的变化。Vaughan 等也曾在三个尺度上观察骨组织材料性能的变化，发现骨内复杂的结构，如骨板层方向和骨板层内矿物体积分数都影响着其力学性能。骨组织的内部复杂的微结构是受力学刺激来调控的，宏观生理负荷会引发骨组织变形，骨组织的变形继而驱动骨内流体流动，而骨细胞能够敏感地感知这种力学刺激（包括组织变形与流体流动），从而诱导成骨细胞和破骨细胞进行骨形成和骨吸收来改变其内部微结构来适应外部环境。

早期研究大多将骨作为弹性固体来对待，如纤维加强复合材料或者环状的复合弹性套筒。宫赫教授进行了骨多层次的生物力学实验研究，但很少考虑骨中的液相。多孔弹性理论最早由 Biot 发展，广泛应用于固-液耦合的多孔材料中。有些学者将其应用到骨或者骨单元的建模中，其中较为典型的是 Cowin 发表的“Bone Poroelasticity”一文，Nguyen 建立了中空的骨单元多孔弹性力学模型，得到了骨单元壁中的液体压力分布及流速特征。而在这些研究中，骨内液体流动的理论模型都只考虑单一尺度的骨孔隙结构（骨单位或骨陷窝-骨小管结构），没有考虑不同尺度孔隙结构之间的相互影响。

1999 年 Wang 等建立了同时考虑骨单元中的大孔径血管和小孔径骨陷窝-小管系

统中的液体流动模型，解释了在准静态和动态加载实验中检测到的不同应变电势的现象，并且证明了高水平的骨陷窝-小管尺度的压力可以通过血管通道来释放。Wang 等研究结果的意义在于考虑到骨内两级孔隙结构的孔隙尺度并不相同，即血管通道比骨陷窝-骨小管系统大 2～3 个数量级，并证明了血管通道具有更低的压力，以及同时考虑两级孔隙结构对于准确计算动载作用下骨内液体流动的重要性。因此，单个骨单元多孔弹性力学行为的研究并不能够反映上一个骨的宏观层次（尺度）——基于骨单元群的骨结构内的流体力学传导行为。为此，本章将建立骨结构-骨单元的多孔弹性力学有限元模型，搭建宏细观尺度下骨内流体力学刺激信号的传导系统。

3.2 基于多尺度结构的宏细观模型的建立

骨组织有复杂的层次结构和不同的功能单元，实验和理论方法很难研究各个层次和功能单元之间载荷和液流传导的关系，所以有限元模拟的方法成为首选。在宏观模型中我们验证了多孔弹性有限元方法求解宏观层次骨组织的有效性，且多孔弹性有限元方法求解细观骨单元层次的有效性在之前的研究中已经被证明。如图 3-1 所示，在宏细观上细化了截取的宏观模型密质骨部分，忽略了骨髓腔及骨单元内哈弗氏管的存在，并且重点分析和比较骨内膜到骨外膜之间皮质骨中各个功能单元的液体压力、流速、应力和应变的变化规律。Croker 等根据统计学的方法分析人、绵羊和袋鼠的股骨横截面直径和皮质骨的厚度，发现人类的股骨要明显比动物的粗壮，在 22.1～32.8mm，所以为了方便与即将开展的动物实验进行验证，本模型中设定截取的骨组织横截面直径为 10mm，高度为 1mm。

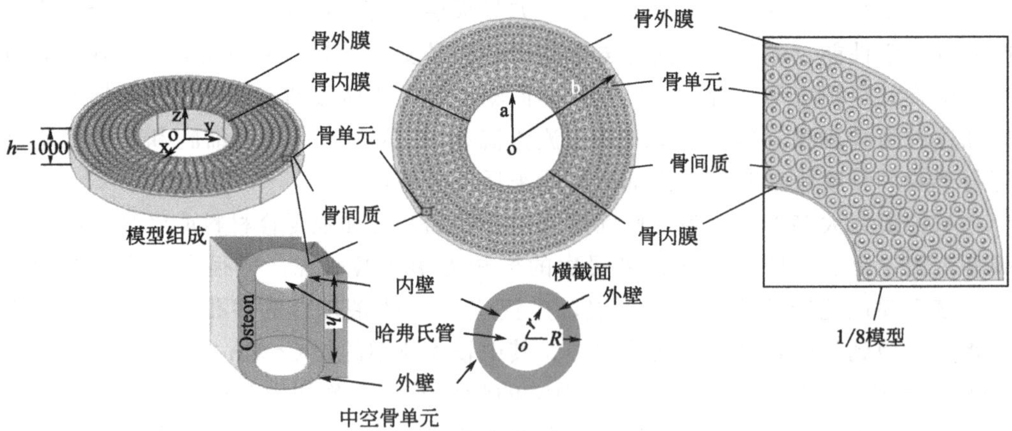

图 3-1 宏细观模型

由于模型的几何对称性，为了简化计算我们取 1/8 模型计算。骨单元半径取 $R=150\mu m$，哈弗氏管半径 $r=50\mu m$。骨外膜和骨内膜参与骨内细胞频繁地进行液体交流，且参与骨重建过程。骨外膜是骨表面除关节外所被覆的坚固的结缔组织包膜，与骨组织外壁紧密地结合在一起，其厚度设为 150μm，骨内膜是覆盖在骨髓腔和骨小梁外的一层薄薄的结缔组织膜，其厚度设为 50μm。

3.3 宏细观模型的边界条件和材料参数

如图 3-2 所示，骨外膜表面设置不可流动，骨内膜内表面设置应力自由和压力为 0，骨单元内壁设置压力来源于宏观模型的计算结果代表哈弗氏管和福克曼氏管的孔隙压力。截取的 1/8 模型两侧和下表面施加对称约束，以防止刚体位移。由于骨膜、骨单元和间质骨都紧密地结合在一起，所以在 COMSOL Multiphysics 软件中对所有几何对象形成一个联合体，使之几何和网格都连续，绑定在一起。对所选骨组织上下表面施加 w 的位移载荷。

$$w=\pm 0.00025[\cos(2\pi ft)-1][mm] \tag{3-1}$$

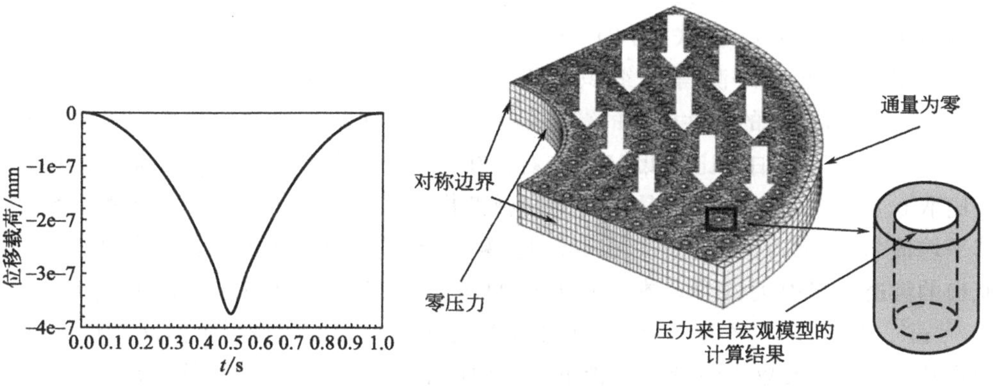

图 3-2 宏细观模型的载荷和边界条件

为了保证宏细观和微观模型材料参数的连续性，在两个尺度上我们都根据 Kozeny-like 定律利用相同的骨陷窝-小管的特征孔径、孔隙率和弯曲度来表示骨陷窝-小管的渗透性。在宏细观层次上主要考虑骨陷窝-小管的孔隙。经典的 Kozeny-Carman 关系通过将固有渗透性 k 与孔隙度 θ 联系起来且被广泛用于估计多孔材料的渗透性：

$$k=\frac{\theta^3}{c(1-\theta)^2A^2} \tag{3-2}$$

式中 c 和 A 分别是 Kozeny 参数和比表面积。c 可以被描述为弯曲度 T 的平方的线性函数，用来定义为流体流动路径的实际长度与直线长度之比。因此，有 $c=\alpha T^2$。其中 α 是形状因子，其值通常在 2～3。这种半解析关系可以描述渗透性与多孔网络结构和几何结构的依赖关系。这种方法假定饱和多孔介质对应于一个随机分布的无封闭孔隙网络，其大小和弯曲程度或多或少是一致的，并且孔隙度不太高。在此基础上，Lemaire 等利用骨组织的低孔隙值对 Kozeny-Carman 方程进行修正：

$$k=\frac{\theta^{\frac{7}{3}}\delta^2}{\eta(1-\theta)^{\frac{4}{3}}T^2} \tag{3-3}$$

式中，δ 是孔隙的特征尺寸，η 是修正后的 Kozeny 参数，其值为 72。弯曲度 T 用骨细胞突触的曲折程度表示，其值在 2～3 之间。根据 Cowin 等的观察，骨陷窝-小管的孔隙度 θ 在 2%～5%之间。孔隙的特征尺寸 δ 是通过孔隙度 θ 和比表面积 A 来定义：

$$\delta=\frac{\theta}{A}=\frac{D_{\mathrm{LF}}(R_{\mathrm{C}}^2-R_{\mathrm{O}}^2)-N_{\mathrm{F}}R_{\mathrm{F}}^2(R_{\mathrm{C}}-R_{\mathrm{O}})}{2D_{\mathrm{LF}}(R_{\mathrm{C}}+R_{\mathrm{O}})+2N_{\mathrm{F}}R_{\mathrm{F}}(R_{\mathrm{C}}-R_{\mathrm{O}})-2N_{\mathrm{F}}R_{\mathrm{F}}^2} \tag{3-4}$$

其中 D_{LF} 是纤维与纤维之间的距离（38nm），R_{C} 是骨小管的半径（0.23μm），R_{O} 是骨细胞突触半径（0.1μm），N_{F} 是横截面纤维的个数（6 个），R_{F} 是纤维的半径（5nm）。由式（3-2）得出的骨陷窝-小管的渗透率为 $1.9665\times10^{-19}\mathrm{m}^2$。由式（3-2）和式（3-3）可知，骨陷窝-小管的渗透性与纤维基质的密度，小管通道的弯曲度以及骨小管的尺寸等多种因素有关，因此本章还研究了高于［$1.9665(\times10^{-18}\mathrm{m}^2)$］和低于［$1.9665(\times10^{-20}\mathrm{m}^2)$］用式（3-2）计算的骨陷窝-小管渗透性一个数量级的值。

根据纳米压痕可测得骨组织弹性模量，骨单元弹性模量的范围在 18.6～23.6GPa，骨间质上的弹性模量的范围是 21.5～25.4GPa，骨间质弹性模量要比骨单元内高 10%左右，泊松比要低 10%左右，在本模型中骨单元弹性模量取 19GPa，泊松比取 0.328。McBride 测得骨膜的轴向弹性模量为 18.8～32.5MPa，在本模型中取其平均值 25.65MPa，泊松比为 0.49。骨膜与其包裹的骨组织的渗透率和骨膜与外面肌肉的渗透率有很大区别，本章中我们只考虑骨膜与骨组织之间的渗透率 $2.7\times10^{-16}\mathrm{m}^2$。如表 3-1，本章节对所选择的节段骨进行材料的假设（各向同性材料）。其他多孔弹性材料参数我们设置与骨单元相同的数值，其中 ρ_{s} 是固体基质的密度，ρ_{f} 液体密度，μ 是动力黏度（Pa·s），γ 是液体的可压缩性（1/Pa）。

表 3-1　宏细观模型材料参数

	骨单元	骨间质	骨内膜	骨外膜
E	15.75GPa	17.325GPa	4.41MPa	4.41MPa
v	0.328	0.2925	0.49	0.49
k_{lcp}	10^{-19}	10^{-19}	2.7×10^{-16}	2.7×10^{-16}
φ	0.044			
ρ_{s}	2000			
ρ_{f}	1000			
μ	0.001(Pa·s)			
α	0.132			
γ	$4\mathrm{e}^{-10}$(1/Pa)			

3.4 有限元网格划分和收敛性分析

为了更精确地解析有限元模型和更合理地利用计算资源，我们需要对有限元网格进行合理的划分。有限元的误差主要有计算误差和模型误差。计算误差是指模型本身的方程，边界条件等不准确造成的误差，在这里我们不作考虑。模型误差是指把实际模型转化为适合计算机求解的有限元模型时所产生的误差。它包括有限元离散处理所固有的原理性误差，也可能包括几何模型处理、实际工况转化为模型边界条件时所带来的偶然性误差。一般来说，有限元网格越密集，会有更多的节点可供计算，越可能得到较准确的结果。较多的单元也就表示单元大小较小，所以物理离散误差可减小。实际分析也有极限，在收敛性分析过程中网格尺寸一再缩减也不一定会对精确结果有帮助。如图 3-3 所示，本章在网格划分上采取不同梯度尺寸的网格，并从中选取能精确解析有限元模型且占用较少资源的网格尺寸。

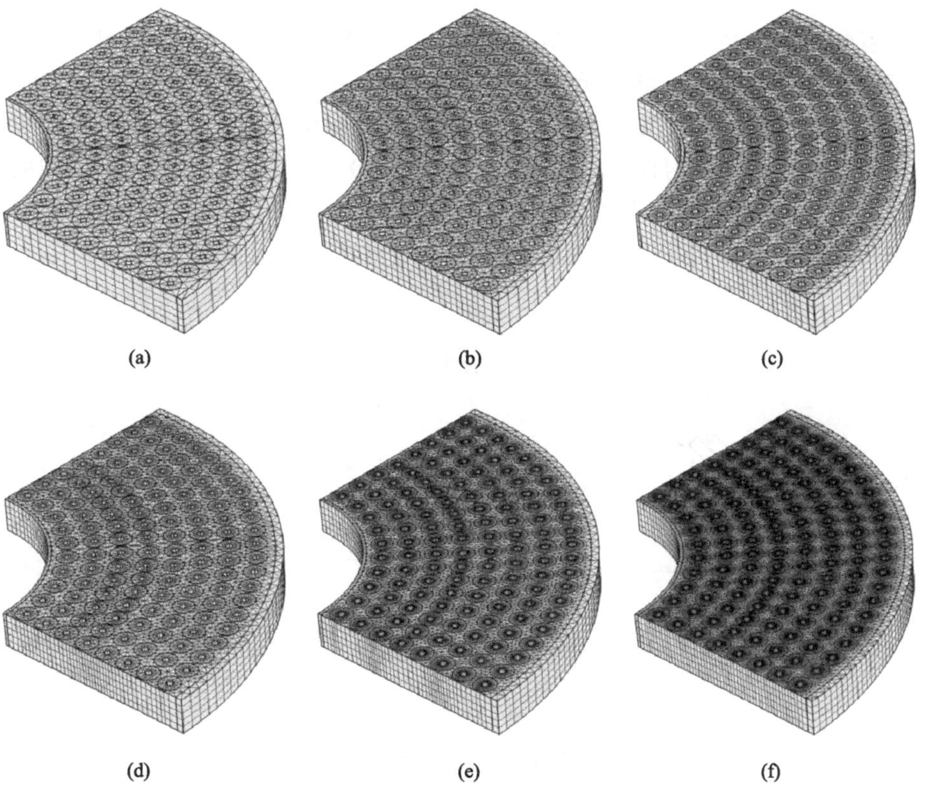

图 3-3 不同梯度尺寸的网格划分

图 3-3（a）的网格最大单元尺寸为 750μm，最小单元尺寸为 140μm，完整网格包含 15230 个单元；图 3-3（b）的网格最大单元尺寸为 500μm，最小单元尺寸为 90μm，完整网格包含 32830 个单元；图 3-3（c）的网格最大单元尺寸为 400μm，最小单元尺寸为 50μm，完整网格包含 44650 个网格单元；图 3-3（d）的网格最大单元尺寸为 275μm，最小单元尺寸为 20μm，完整网格包含 107425 个单元；图 3-3（e）的网格最大单元尺寸为 175μm，最小单元尺寸为 7.5μm，完整网格包含 202320 个单元；图 3-3（f）的网格最大单元尺寸为 100μm，最小单元尺寸为 1μm，包含 310990 个单元。经计算发现，在网格单元总数目超过图 3-3（c）44650 个时，随着网格单元数目的增加，计算结果几乎没有差异。所以本章选择图 3-3（c）所示网格尺寸。

3.5 结果

3.5.1 宏细观模型的液体压力和流速的时程曲线

沿着骨组织半径取一个区域 M 和线 L，区域 M 被分为 8 个小区域（区域 1～8），每个小区域包含一个骨单元（骨单元 1～8），在区域 M 内的骨内膜、骨间质、骨单元和骨外膜的不同位置各取一些点，并求这些点的压力、流速、应力和应变的平均值随着骨组织加载时间的变化曲线（见图 3-4）。如图 3-5 所示，应力和应变在 $t=0.5$s 左右达到最大值，且在各个功能上的分布比较平均。在以前的研究中，我们发现在位移载荷 w 下压力和流速在 $t=0.25$s 时达到最大值。

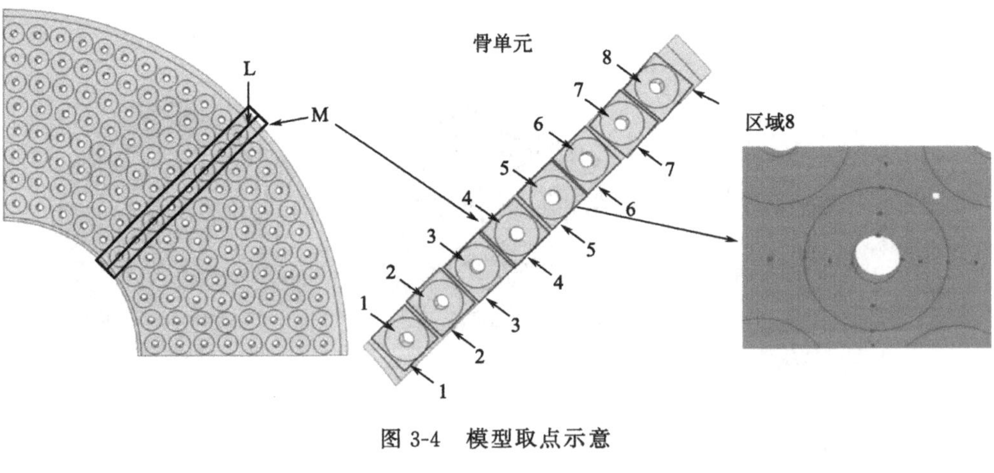

图 3-4 模型取点示意

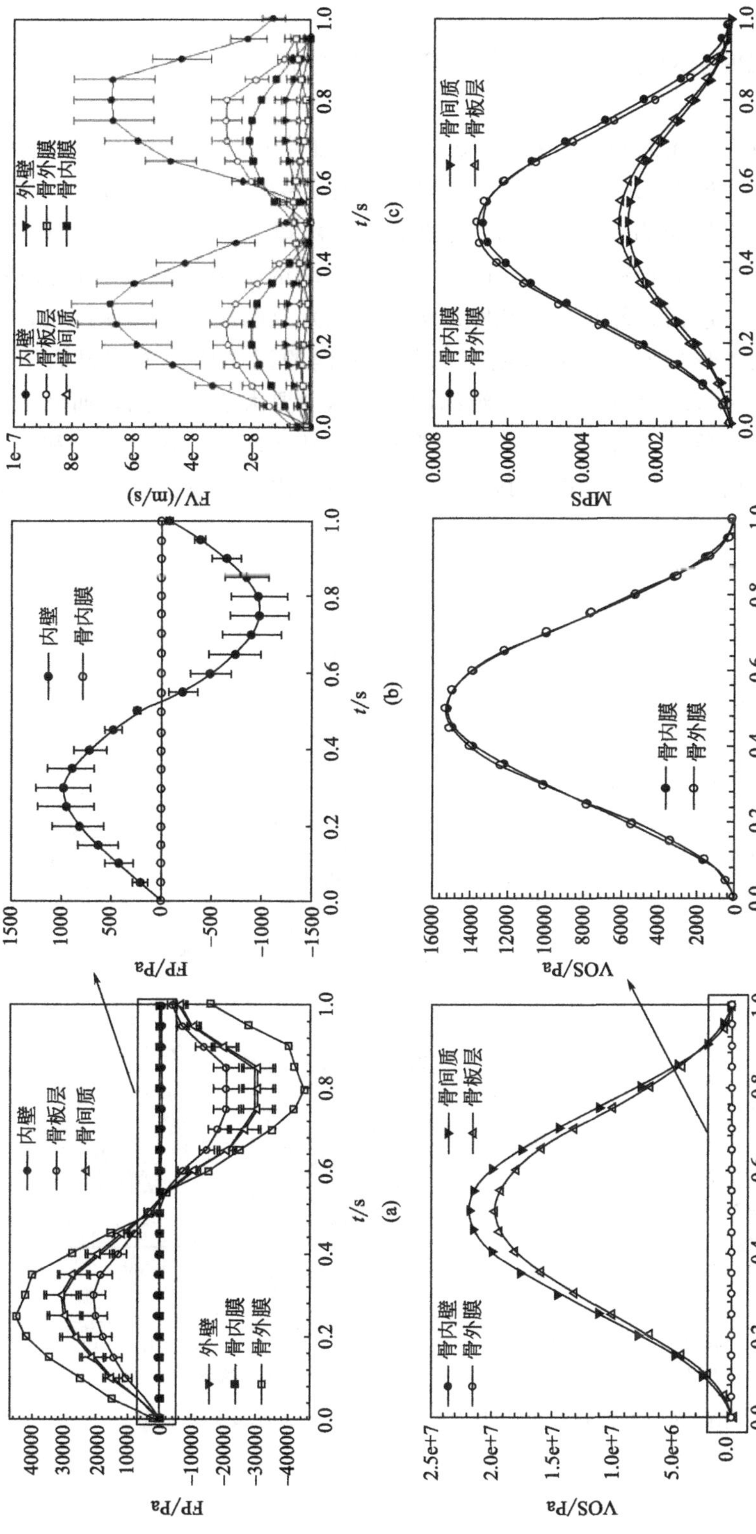

图 3-5 所选点的随时间的生物力学响应

3.5.2 宏细观模型应力、应变、压力和流速的分布

在以前的研究中我们知道，在 $t=0.25$s 时应变率达到最大值，这时骨组织内部液体流动行为有最大的响应。如图 3-5 可知，在 $t=0.5$s 时，骨组织位移达到最大值，这时骨组织的应力和应变有最大的响应。所以，在图 3-6 中，我们取 $t=0.25$s 时的骨组织压力和流速分布云图和 $t=0.5$s 时的应力和应变云图进行分析。骨组织外壁周围（包括骨外膜）的孔隙压力（图左）要明显大于其他部位；骨间质的压力要明显大于骨单元；骨外膜附近的骨单元内的流体速度要明显大于其他部位。在骨组织同一区域范围内，间隙组织的孔隙压力要大于骨单元，而间隙组织的流速要明显小于骨单元。骨间质上的应力普遍高于其他部位，在骨外膜和骨内膜处的应力值最低，而应变值明显高于其他部位；骨单元内的应变值要略高于骨间质。

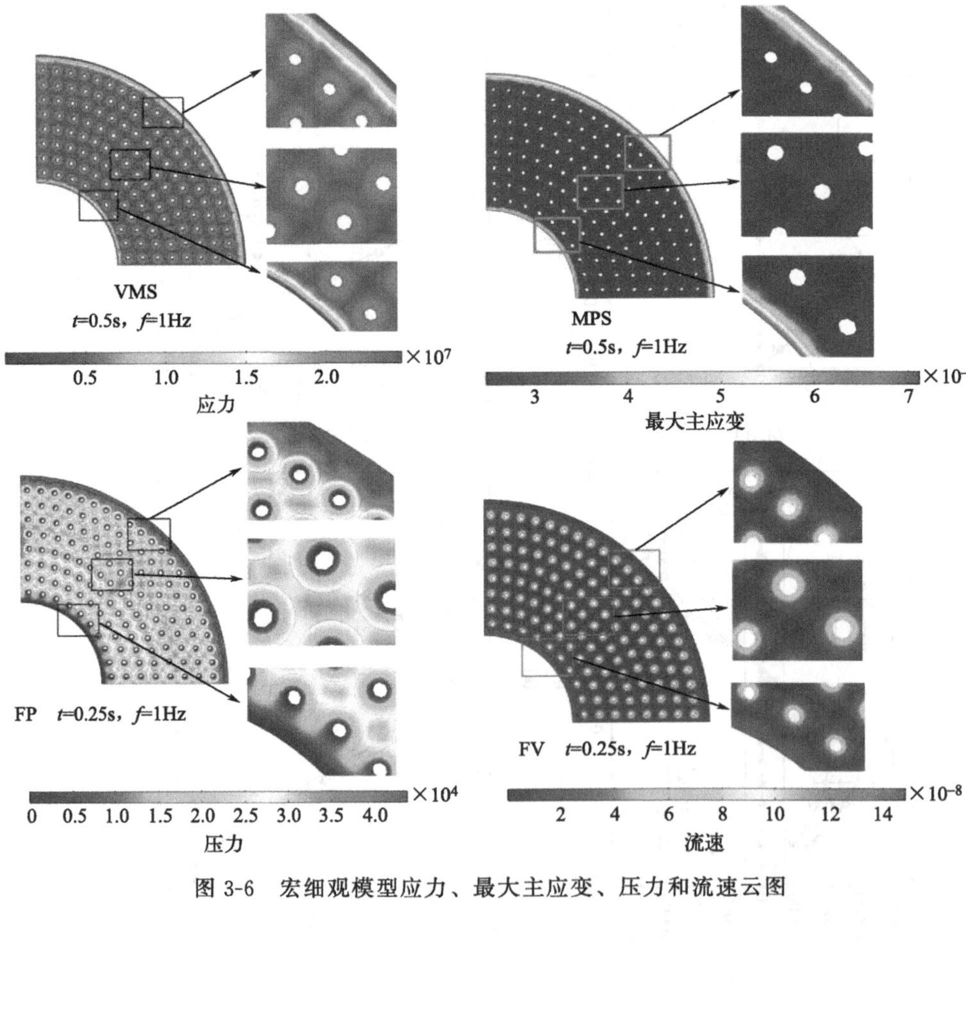

图 3-6 宏细观模型应力、最大主应变、压力和流速云图

3.5.3 渗透率对孔隙压力和流速的影响

由图 3-7 可以看出，渗透率减小一个数量级，峰值孔隙压力增加一个数量级，而流速始终保持在一个数量级。渗透率在 $10^{-18}m^2$ 和 $10^{-19}m^2$ 数量级下靠近骨内膜的压力和流速要明显小于其他部位，靠近骨外膜附近的峰值压力和流速要明显高于其他部位。而在渗透率在 $10^{-20}m^2$ 下靠近骨内膜和骨外膜的峰值压力和流速多明显低于其他部位。在任何一种渗透率下，骨组织中间部位的峰值压力和流速都没有明显差别。

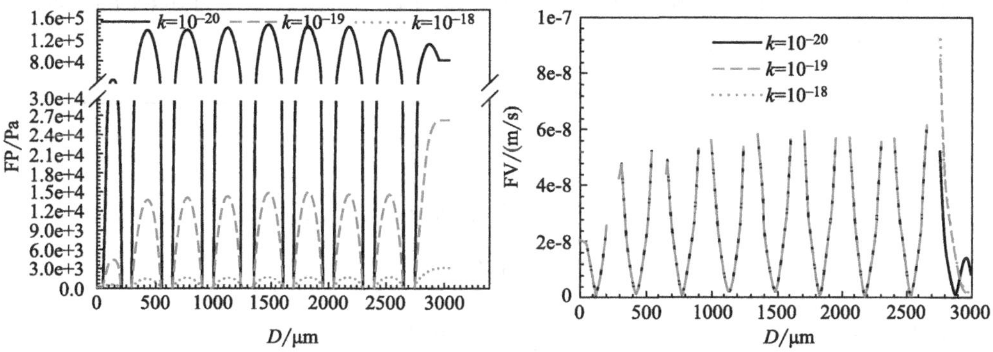

图 3-7 不同渗透率梯度下的峰值压力（左）和流速（右）

3.5.4 宏观血管孔隙液体压力对宏细观骨陷窝-小管孔隙压力和流速的影响

在宏观层次上主要考虑的是血管孔隙，渗透率在 $10^{-13}m^2$ 和 $10^{-17}m^2$ 之间。在宏细观骨陷窝-小管的渗透率一定时（本书设定 $10^{-18}m^2$），由图 3-8 可以看出，当血管渗透率处于 $10^{-13}m^2$、$10^{-14}m^2$ 和 $10^{-15}m^2$ 时，血管的渗透率对宏细观骨

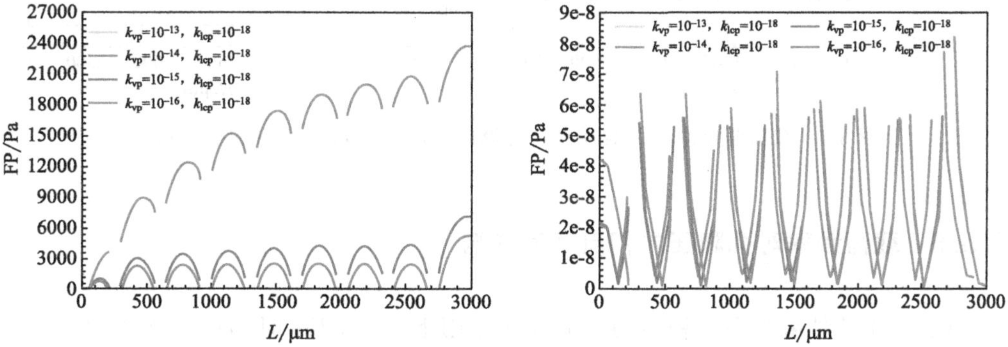

图 3-8 宏观血管孔隙液体压力对宏细观骨陷窝-小管孔隙压力的影响

陷窝-小管的孔隙压力影响比较小，但是当宏观血管渗透率和宏细观骨陷窝-小管渗透率相近的时候（$k_{vp}=10^{-16}m^2$），宏观血管的孔隙压力会对宏细观的孔隙压力产生较大影响。但是对骨组织内的流体流速基本没有影响。

3.5.5 载荷强度对孔隙压力和流速的影响

图 3-9 是骨组织在 3 种不同载荷强度作用下 $t=0.25s$ 时的压力和流速和 $t=0.5s$ 时的应力和应变的变化曲线。其中 H 是沿着骨组织半径的一条直线。随着载荷强度的增加，压力、流速、应力和应变也随之增大。骨内膜附近的压力和流速比其他部位的要小，骨外膜附近的压力和流速比其他部位的要大，骨组织中间部位的压力和流速的大小比较平均。

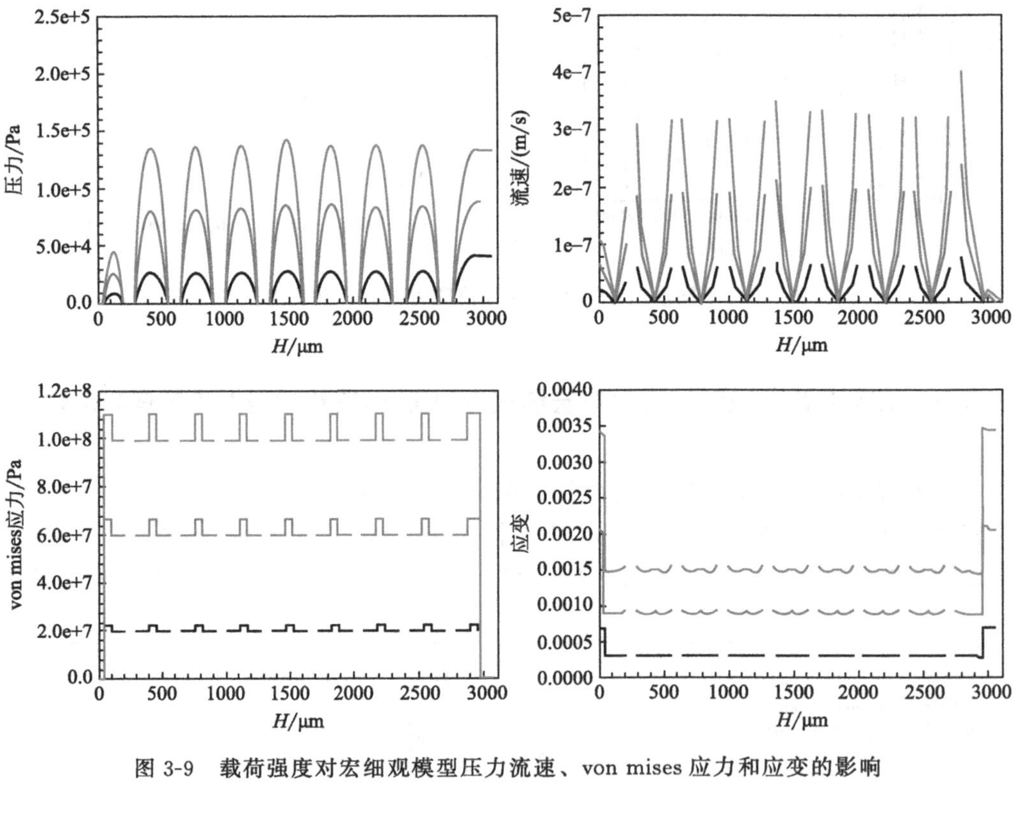

图 3-9 载荷强度对宏细观模型压力流速、von mises 应力和应变的影响

3.5.6 载荷频率对孔隙压力和流速的影响

图 3-10 是骨组织在 4 种不同载荷频率作用下 $t=0.25s$ 时的压力和流速的变化曲线。其中 L 是沿着骨组织半径的一条直线。随着载荷频率的增加压力和流速也

随之增大。其中载荷频率在 10Hz 以内时骨外膜附近的压力是最大的，超过 10Hz 后，骨外膜附近的压力和流速会小于骨组织中间部位。骨组织的流速随着载荷频率的增加是增大的。沿骨组织径向分布的孔隙压力与流速呈现显著的梯度特征，骨外膜与骨内膜附近区域的孔隙压力和流速较皮质骨中部降低约 50%，形成约 2 倍的差异梯度。

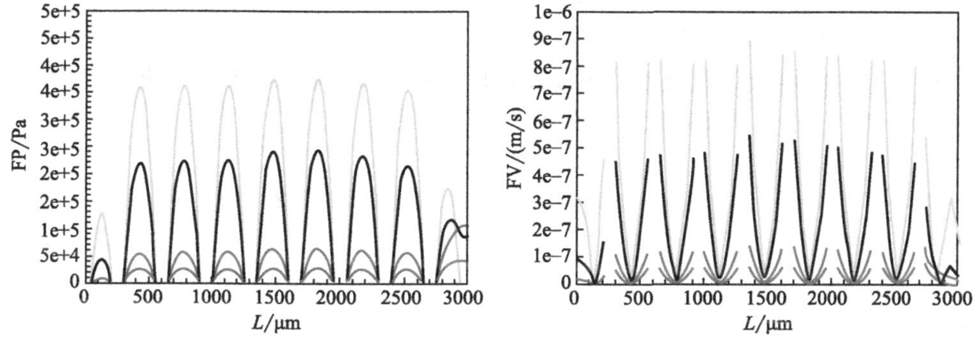

图 3-10 骨组织在 4 种不同载荷频率作用下 $t=0.25$s 时的压力和流速

3.5.7 宏细观骨单元层次的压力和流速

沿着骨组织半径取 8 个区域，每个区域包括一个骨单元和骨单元周围的骨间质，并在骨单元内壁处、骨板层上、骨单元外壁处和骨间质上各取一些点，见图 3-4，分析比较这些点的液体压力和流体速度的平均值（见图 3-11）。

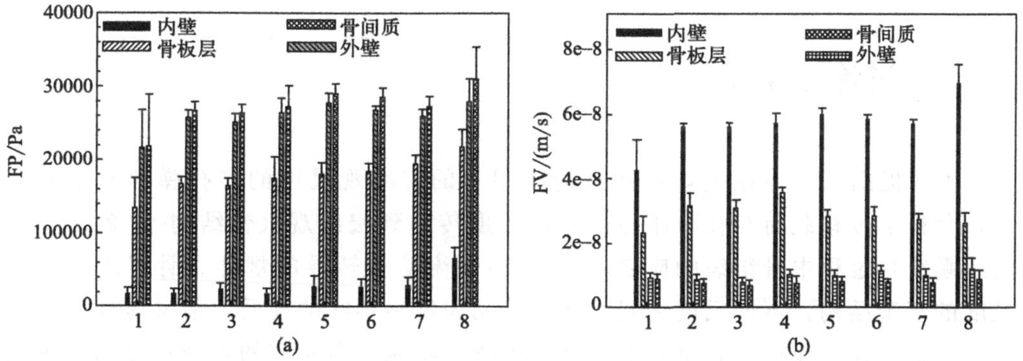

图 3-11 骨组织不同区域上压力和流速的详细分析

结果表明：骨间质处压力最大值要高于其他部位，压力峰值由骨间质到骨单元内壁处是逐渐递减的，见图 3-11(a)，骨组织表面的压力峰值发生时刻约在 0.25s 处。骨单元内壁处的流速值远大于其他部位，峰值约为 7e-8m/s；无论何时骨间质和黏合线处的流速值都小于 2×10^{-8} m/s，而低于该阈值的流速无法被骨细胞感知，此区域被称为“死区”（dead zone）。

图 3-12 是 $t=0.25$s 时 1～8 号骨单元压力和流速的峰值，可以看到 2～7 号骨单元峰值压力和流速大小差异不大，1 号骨单元峰值压力和流速明显小于其他骨单元，而 8 号骨单元的压力和流速峰值明显大于其他骨单元。从骨内膜到骨外膜沿着骨组织半径上的 8 个层次的骨单元的压力和流速分布，可以看到，中间 2～7 号骨单元内的压力和流速分布比较平均，围绕哈弗氏管呈现对称分布，而 1 号和 8 号骨单元的压力和流速呈现明显的不对称性，1 号骨单元靠近骨内膜的一般压力和流速大于另一半，8 号骨单元靠近骨外膜的一半大于另一半。

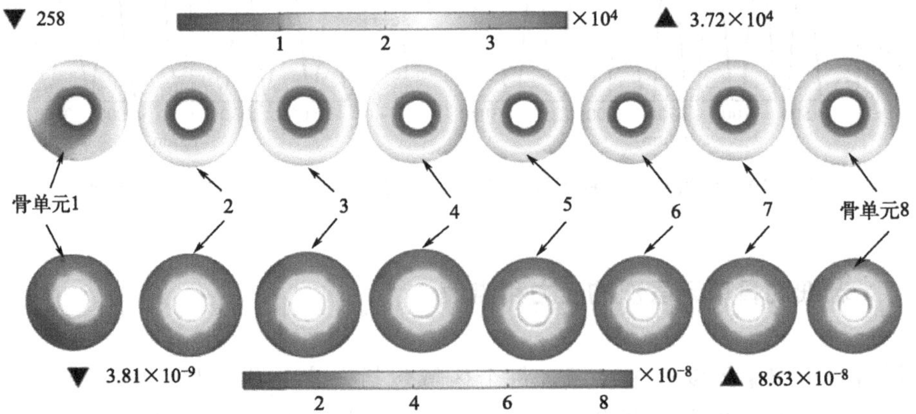

图 3-12　骨单元 1～8 号的压力和流速的分布

3.6 讨论与结论

本章提出了一种在生理循环载荷作用下的宏细观尺度的多孔弹性有限元模型，分析了位移载荷和孔隙压力由宏观尺度传递到宏细观（骨结构-骨单元群-骨间质系统）过程中骨组织的应变-应力场和液流信号转导的规律。骨组织具有多尺度的复杂结构，不同尺度之间的功能单元表现出不同的性质，但又能使得其执行统一的支撑，保护和骨重建等力学和生物学功能。本模型的宏观尺度与宏细观尺度彼此关联，宏细观尺度上的位移载荷和孔隙压力边界条件来自宏观模型的计算结果，然后在 comsol 软件中以插值的形式施加到宏细观模型的边界上，这样就实现了位移载荷和孔隙压力由宏观模型向宏细观模型传递。本书在宏细观模型上分析了骨内膜、骨间质、骨单元和骨外膜的应力、应变、孔隙压力和流速的分布规律。

血管孔隙压力明显要比骨陷窝-小管孔隙压力小。这可能是由于血管孔隙要比骨陷窝-小管孔隙大，且有足够大的空间使液体通过扩散快速地释放孔隙压力，从而维持较低的孔隙压力。而骨陷窝-骨小管孔隙因为具有较小的孔隙导致液体压力较难释放，从而一直保持较高的孔隙压力。图 3-8 表示，当两者孔隙尺度越接近，血管孔隙压力对骨陷窝-小管孔隙压力影响越大，但当两个尺度差距在 3 个数量级及以上时，血管孔隙压力相对于骨陷窝-小管的孔隙压力可以忽略不计。两级孔隙之间的液体可以自由交换，而两级孔隙之间压力梯度的变化对信号的传递和物质的交换有重要作用。

从宏细观角度来看，应力、应变、液体压力和流速由于受载荷的影响随时间呈现周期性变化，且孔隙压力和流速在 $t=0.25$s 且应变率最大时达到最大值；应力和应变在 $t=0.5$s 且位移最大时达到最大值（图 3-5）。孔隙压力和液体流速由骨内膜沿着骨组织半径到骨外膜有增大的趋势（图 3-9），靠近骨外膜的最大压力响应约是靠近内膜附近的 4 倍，而靠近骨外膜最大流速响应约是靠近内膜附近的 2 倍多。靠近外膜附近的骨单元内的流体速度越大，说明骨细胞感应到的流体刺激可能越强，这可能会导致骨组织的外层区域的骨重建等生理活动要比内侧的活跃，事实上外骨膜的成骨作用要比骨髓和骨内膜更重要，且是骨修复、骨愈合过程中关键的细胞贡献者，其内有丰富的多功能干细胞以及调控细胞行为的分子因子。如图 3-9，骨内膜和骨外膜上的应变要远大于骨间质和骨单元，这在微观结构上会造成较大的应变梯度，从而使得骨内膜和骨外膜处的细胞可能受到更大的应变刺激，导致骨胞元周围大的液体流动。有研究表明，临近损伤部位的骨膜和骨内膜有丰富的骨祖细胞出现，并向成骨细胞分化，加入骨膜和骨髓的骨形成过程，这说明骨膜对骨形成和骨吸收有重要的调控作用。骨间质上的应力要明显高于骨单元（图 3-9），这有利于保护其内骨细胞-小管，并维持骨内正常的代谢活动，符合骨组织在生物进化过程中维持结构完整和抵抗疲劳损伤的功能。

在宏观骨单元层次上，沿着骨组织半径取 8 个层次的骨单元（图 3-4），分别称为 1～8 号骨单元，骨组织中间部位的骨单元（图 3-12 中的 2、3、4、5、6、7 号）上的压力和流速分布很平均，大小相差不大，这说明这部分的骨单元内的骨细胞受到的流体刺激没有太大差别，然而 1 号和 8 号骨单元内的压力和流速分布呈现明显的不对称性（图 3-12），这说明 1 号和 8 号骨单元内的流体刺激与其他部位的骨单元不同，而伴随流体刺激产生的流体剪切力是被认为能被骨细胞感受器感受到并作出反应的最重要的刺激信号，1 号和 8 号骨单元内孔隙压力和速度的不同可能会导致其内骨细胞传递与其他部位骨单元不同的信号，使其行使与其他部位骨细胞不同的功能。有研究表示，骨外膜和骨内膜与骨组织进行重要的物质交换，信号传递等，骨外膜主要负责与骨形成有关的活动，而骨内膜主要负责与骨吸收有关的活动，两者相辅相成，维持皮质骨厚度在一定程度上的稳定性。在骨单元层次上，骨外膜附近骨单元的孔隙压力和流速的最大值约是骨内膜处的 2 倍（图 3-11），骨单元内壁处的流速值远大于其他部位，峰值约为 7×10^{-8}m/s（图 3-11）；无论何时骨间质和黏合线处的流速值都小于 2×10^{-8}m/s（图 3-11），小于这个流速不会被骨细胞感应到，被称为“dead zone”，这说明间隙组织上的流体刺激太小几乎不会引起骨的生物力学响应，这可能与间隙组织上不存在骨细胞有关。

第四章 细观尺度模型

4.1 引言

如图 4-1 所示，从细观结构角度来看，骨单元呈类圆柱形与骨干的长轴呈平行排列，由中央的哈弗氏管及多层呈同心圆排列的骨板组成，各层间有骨细胞分布，是皮质骨内起支撑作用的主要结构单位。骨细胞一般存在于骨板层内或骨板层之间的腔隙内。哈弗氏管和骨单元之间的区域是由间骨板构成的组织（骨间质）。间骨板由形状不规则的骨板平行排列而成。它们是骨单元在骨生长及重建过程中未被完全吸收的残余组织。所有骨板均结合紧密，仅在一些部位留下血管和神经的通行管道。

骨被视为多孔材料的活体组织，在日常生活中经常受生理循环负荷的作用。骨组织一生中都不断通过骨形成和骨吸收的过程来适应外部力学环境的变化。有研究表明，机械刺激会诱导骨骼改变其内部微结构。骨单元形态的变化对于有效地实现骨的各项功能起着重要的作用。此外，骨形态的改变是骨适应机制的结果，这个结果归功于骨重建过程。在最近的研究中，宏观的生理负荷引起骨单元的变形，骨单元的变形引起骨内流体流动，骨细胞会敏感地感觉到这种机械性刺激和流体流动。骨单元内的流体流动及其对骨细胞、成骨细胞、破骨细胞的诱导效应在触发骨形成和骨吸收功能中扮演着重要的角色。骨细胞的机械感受器对流体流动非常敏感，并且影响信号的传输、骨重建和骨代谢的过程。骨单元内的孔隙压力（p）和速度（v）在运输营养物质、代谢废物、流动电位和流体剪应力中起着重要作用。仿真结果表明，孔隙压力和速度的大小对流体剪切应力有着潜在的影响，而流体剪切应力是骨内最重要的机械刺激信号。骨形态的变化既然是骨适应的结果，因此，这些改变可能会导致骨内中的流体区域的变化，从而影响信号转导与骨重塑。

有研究表明，骨的形态和年龄也有很大的关系。以前的研究发现，不同种类的骨或同种骨的不同区域可能有不同的骨单元形态。有研究选定负重皮质骨作为研究对象，发现骨单元直径与应力呈现负相关。skedros 和 van Oers 发现跟骨背部和足底部骨形态明显不同，他们发现一些负重骨外侧和内侧的骨形态有很大区别，这些区别与不同的应变模式相关。这些应变模式通过骨代谢和骨重塑可能对骨的形态差异机制产生影响。近年来武老师课题组及一些学者把骨看成一种多孔弹性材料，并建立骨单元的数学和有限元模型，充分考虑在不同条件下骨单元的多孔弹性力学行为。然而，这些模型都是把骨单元看成一个空心圆柱来研究，很少有研究考虑到骨单元形态学的变化对细胞信号传导和流体流动等方面的生物力学响应的影响。

骨单元是由许多骨板层围绕着哈弗氏管组成的类圆形柱体，每层骨板层在 7～10μm 之间。每层骨板层中还有更复杂的微观结构，比如胶原纤维的走向等。细观模型选择骨间质、骨板层和黏合线假设为横观各向同性的多孔线弹性材料。由于骨单元内矿物质含量及胶原纤维排列方向的不同，不同骨板层上的材料参数有很大差异。骨单元形态的改变是由很多因素造成的，如年龄、活动水平和骨质疏松症等，但对这些改变是怎么影响骨的生物力学性能和骨内溶质运输却知之甚少。本书用计算的方法探讨骨单元形态与骨单元多孔弹性响应之间的关系。

与整个宏观和宏细观结构相比，带有骨板层和黏合线的细观模型尺度较小，有时无法使网格在捕获宏细观模型全局特性的同时以高精度解析骨板层和黏合线。所以，在细观模型上我们可以使用子模型法来处理这类问题。首先，根据求解的完整宏细观模型，网格足以捕获结构刚度。在第二个分析中，在要求解的骨单元区域周围区域创建一个局部模型（细观模型），使用细化网格并使用全局模型中的适当边界条件进行求解。使用子模型方法时有一些基本假设：

（1）宏细观模型足够精确，可以在细观模型的边界上给出正确边界条件。

（2）细观模型中的改进非常小，不会明显改变宏细观模型的刚度。因此，仍然可以在细观模型中改变材料参数。

细观模型是基于 COMSOL Multiphysics 多物理场中结构材料模块与达西定律的耦合。由于该模型用结构力学和流体流动特性模拟的多孔弹性材料，因此要获得多孔弹性力学在所有功能单元中的精确求解需要多个自由度。这项技术要求对宏细观模型进行整体求解以捕捉总体趋势，接着对宏观细观结构单元划分为细观结构单元的细观模型进行了详细的分析。宏细观模型的计算结果，即位移和孔隙压力，直接规定在细观模型的边界上并通过应变和压力梯度转移到细观模型，保证了两个尺度的连续性。在本书的宏-细观耦合分析框架中，为了建立包含骨板层与黏合线的多孔弹性力学模型，选取边长为 340μm 的正方体区域作为细观模型。该区域通过几何相交法从宏观骨组织模型中提取（包含骨板层和黏合线），具体定位为骨外膜附近的皮质骨外围区域，该区域被前面的计算结果证实为孔隙压力与流速最大的区域。边界条件施加于正方体模型的六个外表面，且提取区域的边界须正好位于应力场相对平滑的位置。特别注意将黏合线所在的界面区域进行网格加密，以捕捉界面处的应力集中与流体渗流特性。

在本模型中，从三个方面分析细观模型。

（1）骨板层、黏合线和骨间质等不同生物功能单元对其压力和流速的影响。

（2）不同骨板层上的弹性模量和渗透率等参数对其多孔弹性行为的影响。

（3）充分考虑了骨单元的各种形态并重点研究骨单元形态参数对其孔隙压力和速度的影响。在这项研究中，骨单元的形状、横截面曲率、横截面面积和壁厚都在生理载荷的作用下被观察。

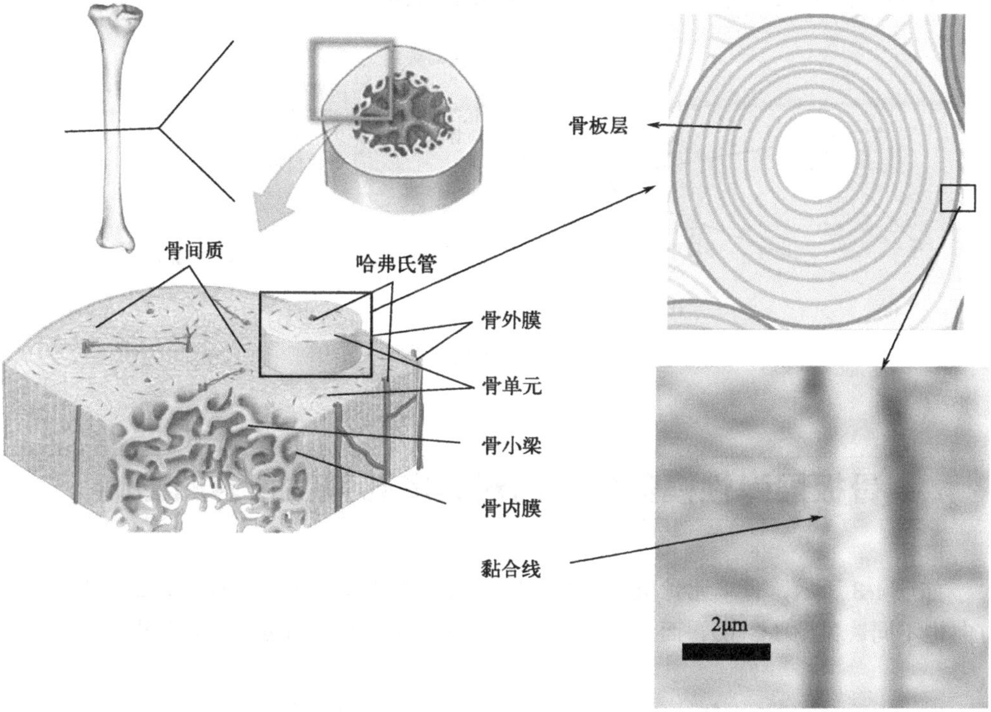

图 4-1　骨组织的宏-细观结构

4.2 基于多尺度结构的细观骨单元有限元模型

我们把宏观模型在细观模型表面产生的位移和压力以插值函数的形式施加在细观模型的四周及上下表面，这样就保证细观模型的四周及上下表面施加的位移载荷和压力边界条件都是来源于宏观模型的计算结果，实现了宏观模型到细观模型的载荷和压力传递。宏细观模型在细观模型边界处的位移和孔隙压力的计算结果直接作为细观模型的边界条件，保证了两个尺度的连续性。骨单位是组织和构建皮质骨的基本单位。皮质骨是由多层准圆柱形的致密组织复合物构成，在哈弗氏管周围排列成 7～10μm 厚的同心骨板薄层，见图 4-2(c)。每个骨板都有不同的性质。每一个骨单位被 1～5μm 厚黏合线包围，用来将骨单位与间质骨分离，见图 4-2(d)。我们在分析中建立了 10 个骨板层，忽略了哈弗氏管。黏合线设置为 1μm。通过适当的边界条件，将宏细观模型的整体效应转化到细观模型。通过对宏细观模型结果的分析，把握了模型在宏细观尺度上的总体趋势。如图 4-2(a) 所示，细观模型是一个立方体（340μm，它从靠近骨外膜的宏细观模型上切下），其中含有一个骨单位。对宏细观尺度上所选骨单位进行网格细化（采用自由四面体网格）。整个宏细观模型由 50655 个单元组成，切出来单独计算的细观模型由 13880 个单元组成。

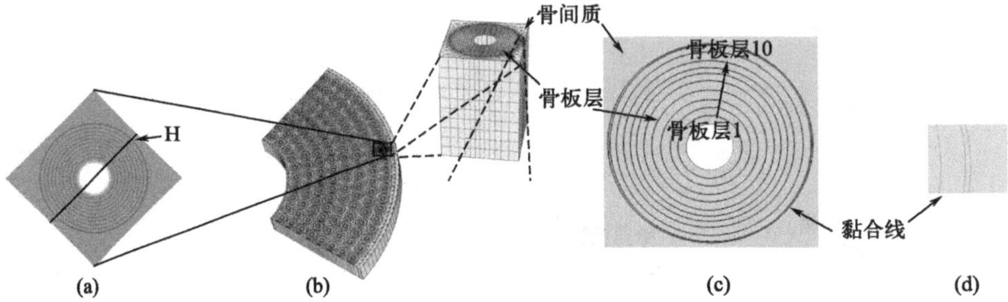

图 4-2　细观模型

4.3 骨板层弹性模量的不同对其多孔弹性行为的影响

如图 4-3 所示，骨单元骨板层是由一层一层骨板拼接而成，见图 4-3(a)，骨板层的方向也不同，见图 4-3(b)，而且构成骨板层的胶原纤维的方向也不同，见图 4-3(c)。

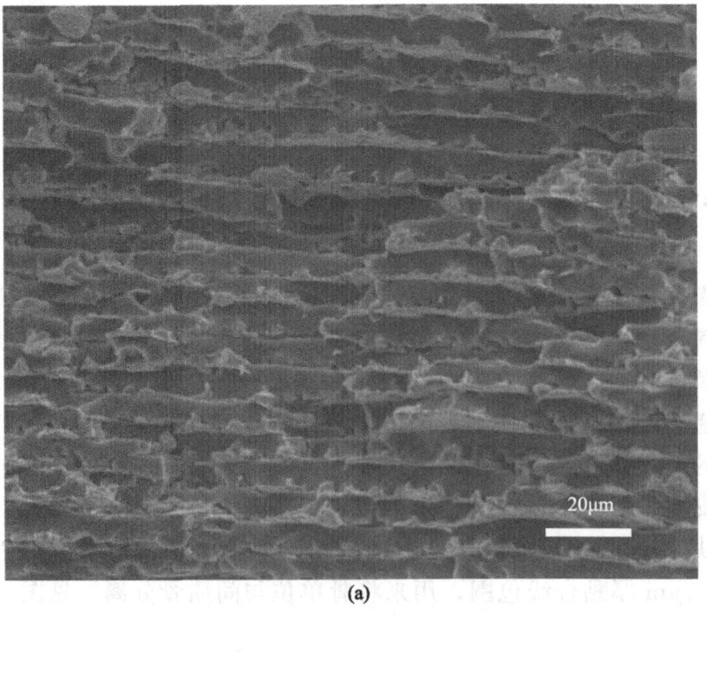

(a)

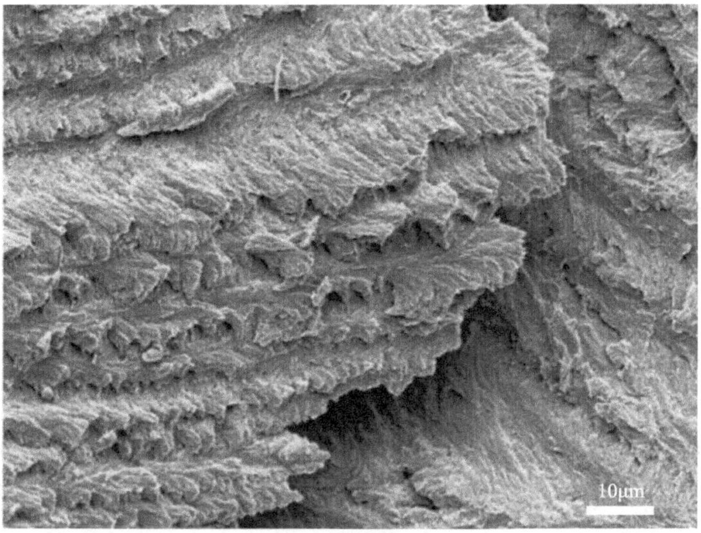

(b)

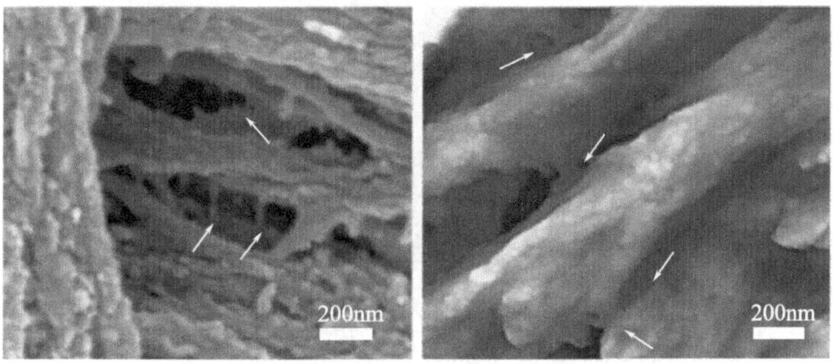

(c)

图 4-3 骨板层结构

我们构建了 10 个骨板层，每个骨板层被赋予不同的 E 值和 k_{lcp} 值。E_r1 和 E_z1 分别代表骨板层 1 的径向和纵向杨氏模量，E_r2 和 E_z2 分别代表骨板层 2 的径向和纵向杨氏模量，以此类推。一般来说，E 沿着骨单元的径向方向的分布可分为以下三种情况。①E 值在中间的骨板高，在外侧和内侧骨板低。②E 由内侧向外侧呈上升趋势。③E 由内侧向外侧呈下降趋势。各层 E 具体参数见表 4-1。

表 4-1 不同骨板层上的弹性模量 单位：GPa

组 1	E_r1,E_z1	E_r2,E_z2	E_r3,E_z3	E_r4,E_z4	E_r5,E_z5
	11,14.3	12,15.6	13,16.9	14,18.2	15,19.5
	E_r6,E_z6	E_r7,E_z7	E_r8,E_z8	E_r9,E_z9	E_r10,E_z10
	16,20.8	17,22.1	18,23.4	19,24.7	20,26

续表

组 2	E_r1,E_z1	E_r2,E_z2	E_r3,E_z3	E_r4,E_z4	E_r5,E_z5
	20,26	19,24.7	18,23.4	17,22.1	16,20.8
	E_r6,E_z6	E_r7,E_z7	E_r8,E_z8	E_r9,E_z9	E_r10,E_z10
	15,19.5	14,18.2	13,16.9	12,15.6	11,14.3
组 3	E_r1,E_z1	E_r2,E_z2	E_r3,E_z3	E_r4,E_z4	E_r5,E_z5
	20,26	18,23.4	16,20.8	14,18.2	12,15.6
	E_r6,E_z6	E_r7,E_z7	E_r8,E_z8	E_r9,E_z9	E_r10,E_z10
	12,15.6	14,18.2	16,20.8	18,23.4	20,26

为了考察骨板层弹性模量对其多孔弹性力学行为的影响，沿着骨组织半径方向取一根穿过细观模型的线段 H（图 4-4），观察 H 上的压力、流速、应力和应变的变化。

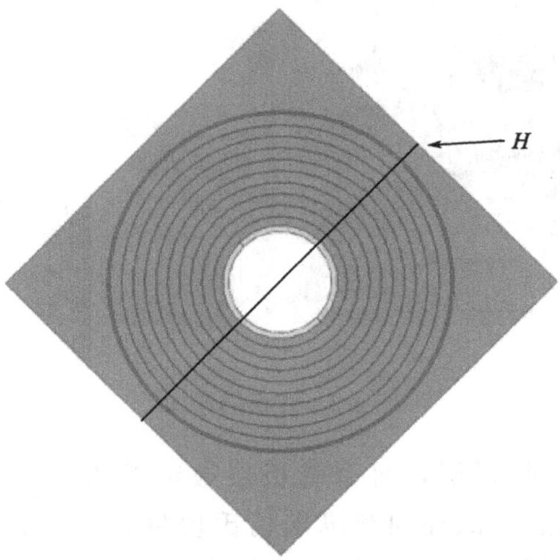

图 4-4　沿细观模型半径方向取一条直线 H

图 4-5(a) 是 $t=0.5$s 时细观模型骨单元的应力分布云图，组 1、组 2 和组 3 的峰值应力的分布明显不同，组 1 在外侧骨板层处达到最大应力峰值，而组 2 和组 3 在内侧骨板层处达到最大应力峰值。在组 3 中，外侧骨板层和内侧骨板层的 E 是呈现对称分布的，但是内层的应力还是明显高于外侧，这说明内层骨板层更易出现应力集中的情况。图 4-5(a) 和图 4-5(b) 是 $t=0.5$s 时的应力和应变，可以看出弹性模量对其应力和应变有较大影响，随着各个骨板层弹性模量的不同，骨板层的应力值也随之呈现阶梯形变化，而骨间质上的应力始终大于骨单元。如图 4-5(b) 所示，在组 1 的情况下，其内层骨板层位置的局部应变有明显的增大现象。图 4-5(c)

和图 4-5(d) 是 $t=0.25s$ 时的压力和流速，可以看出，弹性模量对骨板层的压力和流速影响很小。

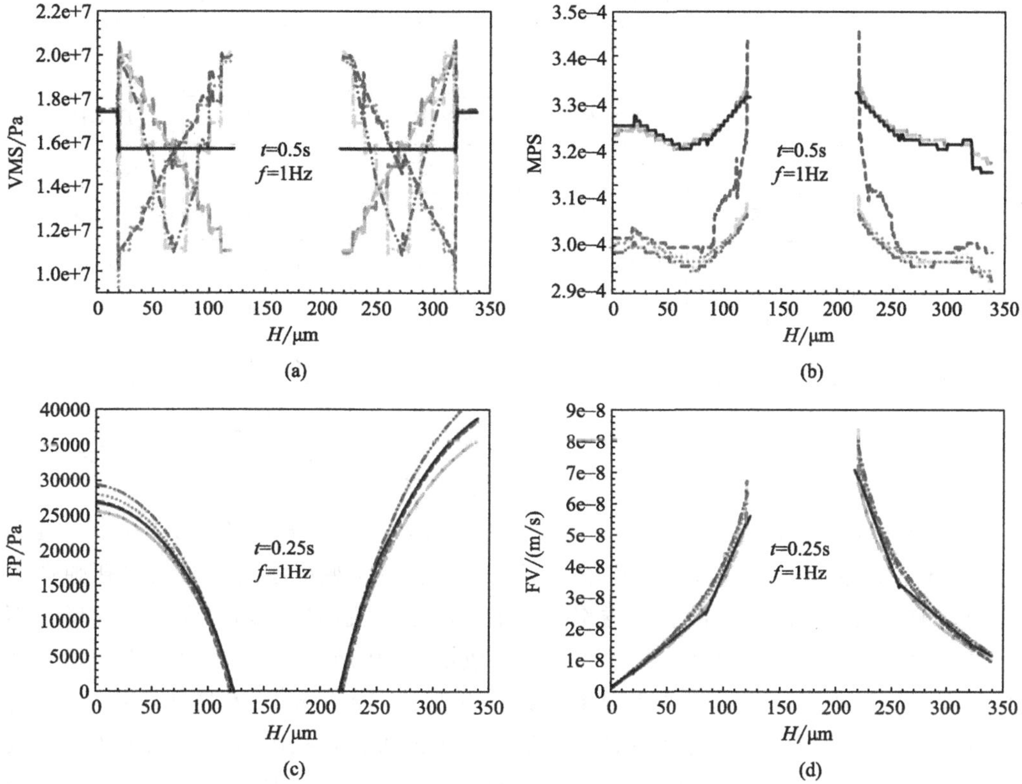

图 4-5　具有不同 E 的骨板层对细观尺度模型的影响

4.4 骨板层渗透率的不同对其多孔弹性行为的影响

与 Chen 等人一样，我们假设骨板层完全结合，并且每个骨片具有不同的渗透性。如表 4-2 所示，该模型考虑了三种渗透性情况。$k_{lcp}1$ 代表骨板层 1 的骨陷窝-小管的渗透性，$k_{lcp}2$ 代表骨板层 2 的骨陷窝-小管的渗透性，以此类推。在组 4 中，k_{lcp} 从骨板层 1 线性下降到骨板层 10。在组 5 中，k_{lcp} 从骨板层 1 线性增加到骨板层 10，在组 6 中，k_{lcp} 呈对称分布。参考模型为相对应位置的宏细观模型，且 E 和 k_{lcp} 在相应位置为固定值。各层 k_{lcp} 的具体参数见表 4-2。

表 4-2 不同骨板层上的渗透率/m^2

组 4	$k_{lcp}1$	$k_{lcp}2$	$k_{lcp}3$	$k_{lcp}4$	$k_{lcp}5$
	23×10^{-19}	21×10^{-19}	19×10^{-19}	17×10^{-19}	15×10^{-19}
	$k_{lcp}6$	$k_{lcp}7$	$k_{lcp}8$	$k_{lcp}9$	$k_{lcp}10$
	13×10^{-19}	11×10^{-19}	9×10^{-19}	7×10^{-19}	5×10^{-19}
组 5	E_r1,E_z1	E_r2,E_z2	E_r3,E_z3	E_r4,E_z4	E_r5,E_z5
	5×10^{-19}	7×10^{-19}	9×10^{-19}	11×10^{-19}	13×10^{-19}
	$k_{lcp}6$	$k_{lcp}7$	$k_{lcp}8$	$k_{lcp}9$	$k_{lcp}10$
	15×10^{-19}	17×10^{-19}	19×10^{-19}	21×10^{-19}	23×10^{-19}
组 6	$k_{lcp}1$	$k_{lcp}2$	$k_{lcp}3$	$k_{lcp}4$	$k_{lcp}5$
	23×10^{-19}	21×10^{-19}	19×10^{-19}	17×10^{-19}	15×10^{-19}
	$k_{lcp}6$	$k_{lcp}7$	$k_{lcp}8$	$k_{lcp}9$	$k_{lcp}10$
	15×10^{-19}	17×10^{-19}	19×10^{-19}	21×10^{-19}	23×10^{-19}

渗透率可以看成微观液体流动的宏观指标，其变化范围在 $1\times10^{-23}\sim1\times10^{-17}m^2$。以前 Wu 等通过改变骨单元整体的渗透率来观察渗透率对其多孔弹性行为的影响，发现孔隙压力随着渗透率的增加而减小，流体速度随着渗透率的增加而增加，但是在渗透率超过 $1\times10^{-21}m^2$ 这个数量级的时候，流速不再呈现明显的变化。在本模型中，我们选择的渗透率的数量级为 $1\times10^{-20}m^2$，在图 4-6(c) 中，可以看到，由于骨间质和黏合线设置了较低渗透率的关系，孔隙压力出现了较大的波动，且有增大的趋势，与 Wu 文献描述相符；在图 4-6(d) 中可以看到，在骨间质和黏合线部位有明显的流速波动，这也间接验证了 Wu 等的文献所描述的情况，但是几种情况下的流速大小分布又呈现明显的不同，这说明骨板层渗透率的变化可明显引起孔隙压力和速度分布变化。

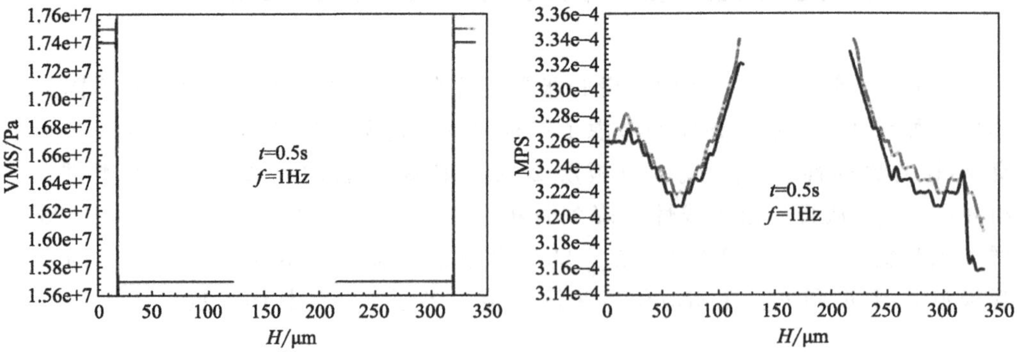

(a) (b)

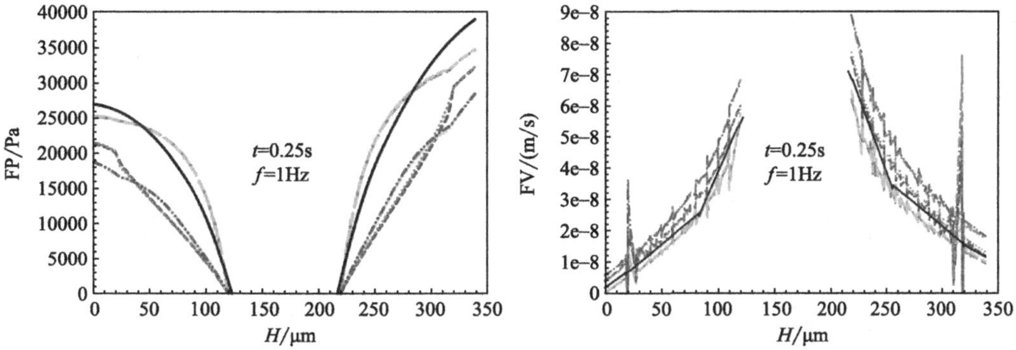

(c) (d)

图 4-6 具有不同 k_{lcp} 的骨板层对细观尺度模型的影响

4.5 包含细观模型的宏细观模型截面

宏细观界面包含细观尺度结构的有限元模型的建立包括两个步骤。首先，对宏观和宏细观模型进行分析，以捕捉宏观和宏细观模型应力和孔隙压力的总体趋势并确定要研究的关键部分。其次，建立了包含关键部分的细化细观尺度模型，并且重新求解细化的模型。为了使宏细观模型和细观模型之间实现平稳过渡，建立了包含宏-细观界面的有限元模型。材料参数的变化与细观模型一致。然后将整个宏细观模型中的细观模型结果与从整个宏细观模型中截取的单独计算的细观模型结果进行了比较，以此验证细观模型的正确性。

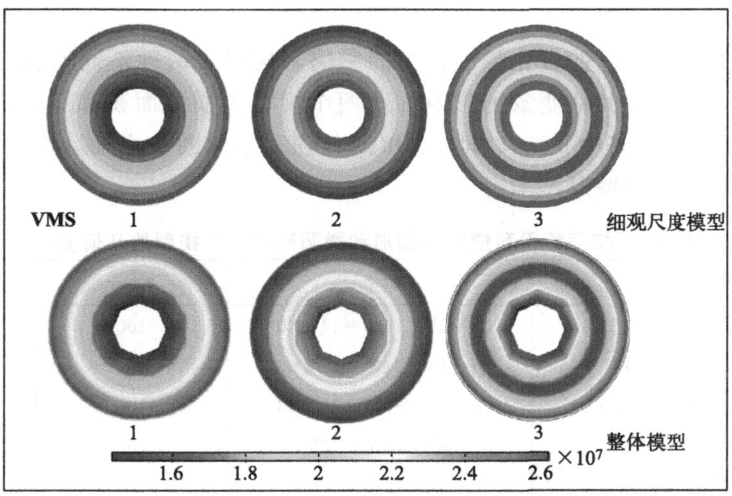

图 4-7

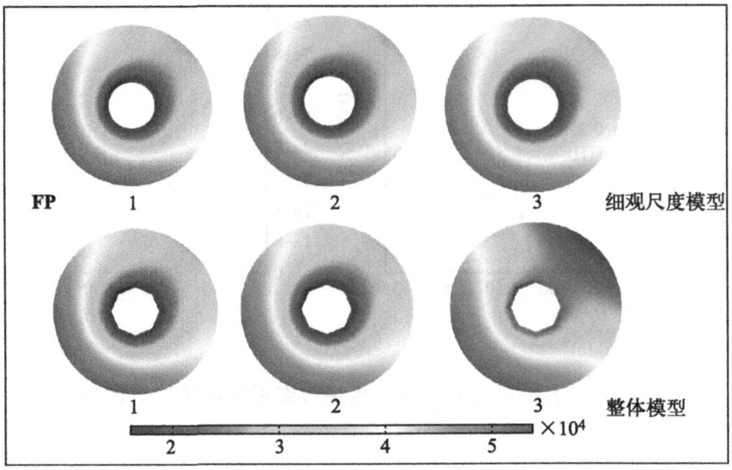

图 4-7　比较整体模型和细观尺度模型的最大 VMS 和 FP 在选定骨板层上的分布

为了进行验证，比较了包含微观结构的宏细观模型和细微观模型横切面的 von mises 应力和孔隙压力状态，细微观模型使用了宏细观模型结果指定的位移和孔隙压力。比较结果如图 4-7 所示，von mises 应力和压力几何完美匹配，证明了细观模型设置的正确性。

4.6 骨单元几何形态对其多孔弹性行为影响的有限元研究

4.6.1 骨单元几何形状和横截面曲率对其压力和流速的影响

为了研究形状对骨的多孔弹性行为的影响，构建了两种不同形状（图 4-8）的模型，并且为了排除其他变量的影响，这两个模型中横截面积和厚度都是相同的。几何参数见表 4-3，其中 a、b、R、s 和 d 分别表示椭圆长半轴、椭圆短半轴，圆的外径、横截面积和壁厚。

表 4-3　相同截面和壁厚的圆形和椭圆形骨单元模型的几何参数

骨单元形状	$R/\mu m$	$d/\mu m$	$s/\mu m^2$
椭圆形模型 1，α=0.09	a=157.14，b=142.86	100	62800
椭圆形模型 2，α=017	a=163.64，b=136.36	100	62800
椭圆形模型 3，α=0.23	a=169.57，b=130.43	100	62800
椭圆形模型 4，α=0.28	a=175，b=125	100	62800
椭圆形模型 5，α=0.33	a=180，b=120	100	62800

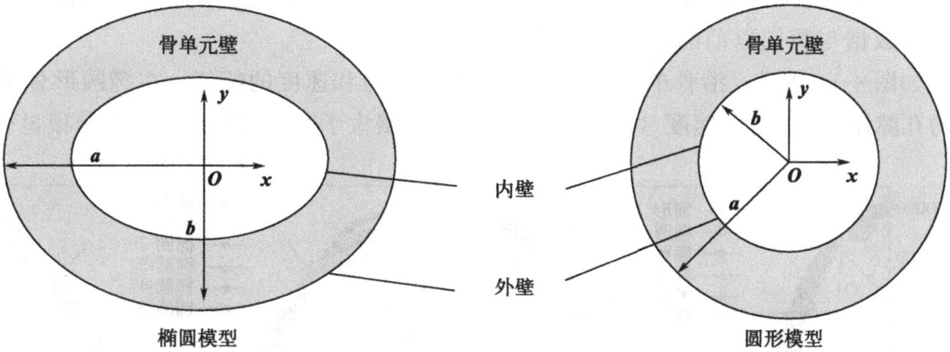

图 4-8　横截面积和壁厚相同的不同形状的骨单元模型

同一个骨单元的不同区域可能有不同的生物力学响应。然而，以前的大多数研究认为骨为单一的圆柱体。在这一部分中，建立一个横截面为椭圆形且有着 10 层同心骨板层的骨单元模型（见图 4-9）来评价截面曲率对骨单元多孔弹性行为的影响。我们重点详细分析外壁附近的孔隙压力和内壁附近的流体速度。

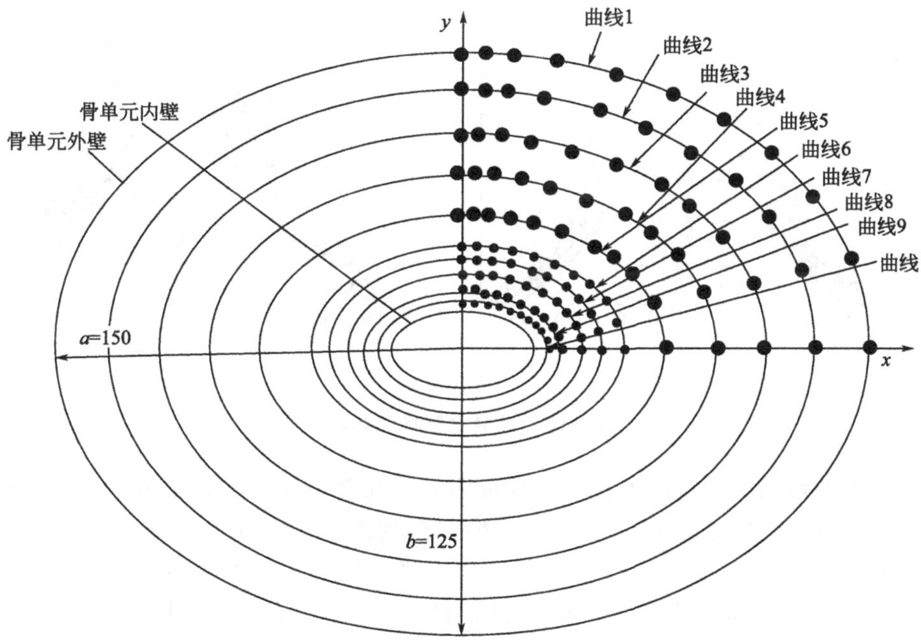

图 4-9　具有不同骨板层的骨单元的横截面

由于对称性，计算中只观察 1/4 的骨单位。骨单元是由 10 层同心的骨板层包围，并且计算每层 1/4 骨板层上 10 个点的曲率。每条曲线取 10 个点，每个点对应一条曲线的曲率（骨板层）。

以往的研究中，有限元法研究骨单元的有效性已经被证明。在一个周期内最大

压缩效应发生在 $t=0.25\text{s}$。通过模拟得到的 p 和 v 分布与前人的研究相吻合，数值模拟数据与我们以前的理论研究相吻合。

如图 4-10 所示，沿骨单元模型 x 轴的孔隙压力和速度的幅值。在椭圆形骨单元中的孔隙压力（p）和速度（v）的幅值峰值点均略大于圆形骨单元，但不是很显著。

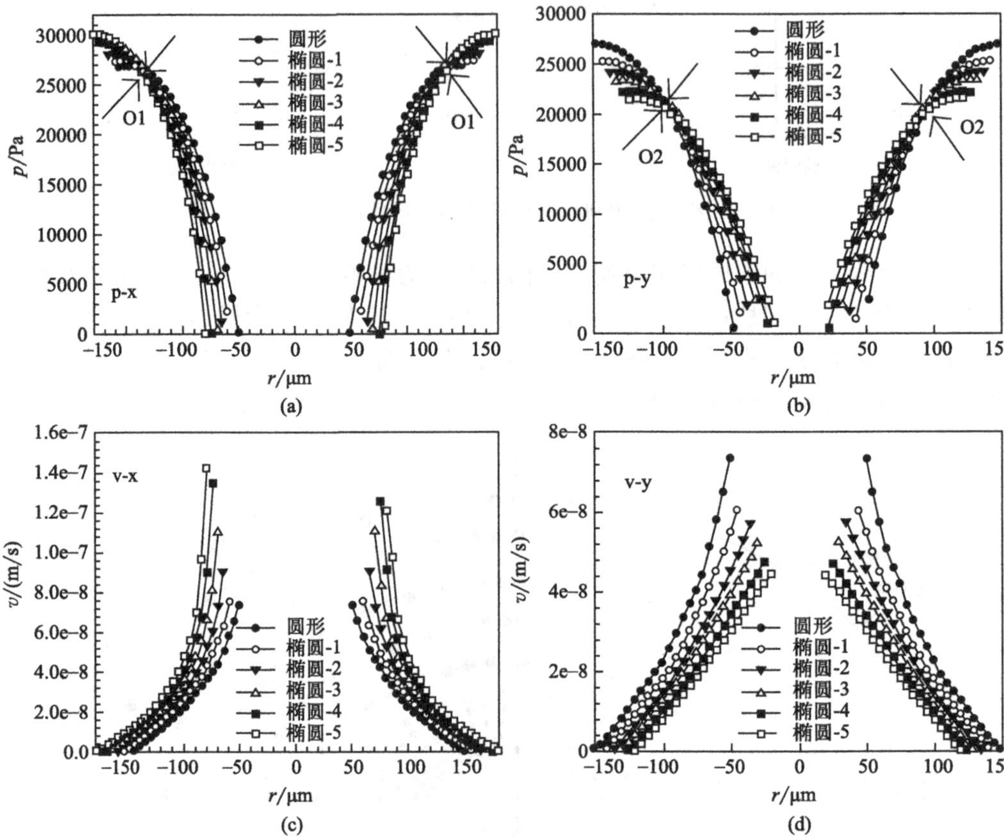

图 4-10　骨单元形状的影响

在之前的研究中，有限元法已经被证明是研究骨单元的有效方法。一个周期内的最大压缩效应约发生在 $t=0.25\text{s}$ 处。模拟得到的 p 和 v 的分布结果与我们之前的理论方法相一致。沿着 x 和 y 轴骨单位半径方向分布绘制了 p 和 v 的振幅图。在 x 轴的方向，椭圆骨单位的 p 振幅峰值明显大于圆形骨单位。其中有一个重要的点 O1，几乎在所有的模型的压力都相交于 O1，且在 O1 外侧（黏合线附近）的模型随着扁率的增大 p 随之增大。然而，在 O1 内侧的骨单元模型（哈弗斯管附近）显示相反的趋势。v 随 x 轴扁率的增加而增加，见图 4-10(c)。在 y 轴方向，峰值 p［图 4-10(b)］和 v［图 4-10(d)］振幅都明显小于 x 轴的方向［图 4-10(a) 和图 4-10(c)］，并且 p 和 v 的变化趋势与 x 轴方向是相反的。也有一个重要的点 O2，在点 O2 外侧（黏合线附近），p 随扁率增大而降低，在点 O2 内侧（哈弗斯管附近）p 随着扁率升高而升高，见图 4-10(b)。沿 y 轴方向，v 随扁率增加而减小，图 4-10(d)。如图 4-10 所示，骨的形状对 p 和 v 有很大的影响。在相同的截面积和壁厚下，骨的 p 和 v 峰值随扁率的增大而增大。扁率越大，沿 x、y 轴方向上的 p 和 v 差越大。且 p 和 v 的峰值发生在 x 轴方向曲率最大的位置。

然后我们考虑截面曲率的影响。每个骨单元由 5～20 个同心片层的致密的骨组织组成，中间围绕哈弗氏管。片层结构平行于骨单元表面，被称为骨板层。如图 4-9 所示，本模型骨单位由 10 层骨板层组成，基于椭圆形骨单元横截面的形状，我们得到了同心椭圆形骨板层的截面曲线。此外，由于对称性，在计算中只观察其中的 1/4 骨单元模型。每 1/4 骨板层曲线上取 10 个测试点并计算其曲率。我们把同一骨板层上的曲率与其相对应的孔隙压力和流速进行曲线拟合，并比较和评估它们的关系。

曲线拟合的结果如下：

曲线 1：$y=2E+06x+22177 \quad R^2=0.9611$ (1)

曲线 2：$y=1E+06x+21857 \quad R^2=0.9646$ (2)

曲线 3：$y=1E+06x+19849 \quad R^2=0.9684$ (3)

曲线 4：$y=863649x+16490 \quad R^2=0.9749$ (4)

曲线 5：$y=582090x+11247 \quad R^2=0.9807$ (5)

曲线 6：$y=1E-06x+6E-08 \quad R^2=0.9868$ (6)

曲线 7：$y=9E-07x+7E-08 \quad R^2=0.961$ (7)

曲线 8：$y=6E-07x+7E-08 \quad R^2=0.9278$ (8)

曲线 9：$y=5E-07x+7E-08 \quad R^2=0.9774$ (9)

曲线 10：$y=5E-07x+6E-08 \quad R^2=0.9876$ (10)

利用线性拟合的方法进行评估骨单元的孔隙压力和速度和截面曲率的关系，见图 4-11。拟合曲线的决定系数分别为 0.9611(1)、0.9646(2)、0.9684(3)、0.9749(4)、0.9807(5) 和 0.9868(6)、0.961(7)、0.9278(8)、0.9774(9)、

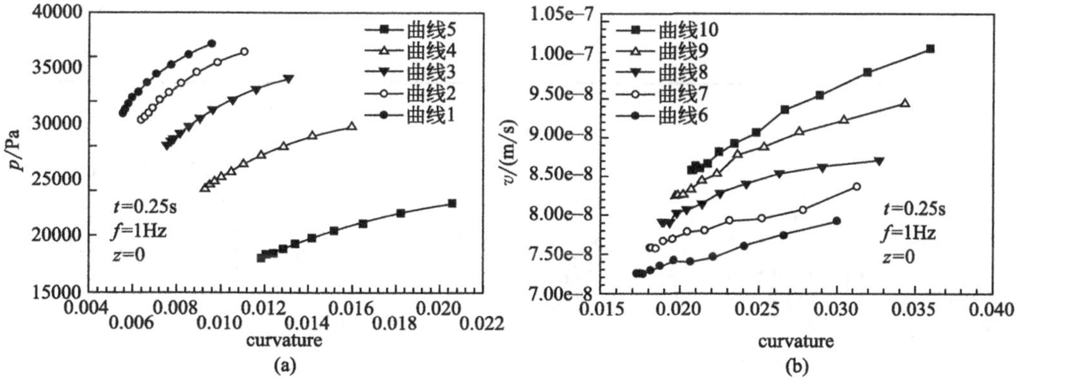

图 4-11 横截面曲率的影响

0.9876(10)。由此我们发现，截面曲率与骨单元外壁面附近压力（FP）和内壁面附近的速度（v）呈正相关关系。曲线 1 到曲线 5 的压力是逐渐增大的，曲线 6 到曲线 10 的流速也是逐渐增大的。同一骨板层上所选位置曲率最小和最大位置的孔隙压力变化幅值分别为，曲线 1：$3.1\times10^4\sim3.8\times10^5$ Pa，曲线 2：$3\times10^4\sim3.6\times10^4$ Pa，曲线 3：$2.8\times10^4\sim3.4\times10^4$ Pa，曲线 4：$2.4\times10^4\sim2.9\times10^4$ Pa，曲线 5：$1.7\times10^4\sim2.2\times10^4$ Pa；流速的变化幅值为，曲线 6：$7.2\times10^{-8}\sim7.8\times10^{-8}$ m/s，曲线 7：$7.6\times10^{-8}\sim8.3\times10^{-8}$ m/s，曲线 8：$7.9\times10^{-8}\sim8.5\times10^{-8}$ m/s，曲线 9：$8.3\times10^{-8}\sim9.3\times10^{-8}$ m/s，曲线 10：$8.5\times10^{-8}\sim1.1\times10^{-7}$ m/s。

4.6.2 骨单元横截面积对其压力和流速的影响

研究表明，年龄和应力均与骨单元的尺寸有明显关系。在这一部分中，我们建立了五个横截面积不同壁厚相同（图 4-12）的骨单元模型。由于靠近内壁的液体压力（哈弗氏管壁）和外壁附近流速（水泥线）太小，不足以引起骨内生物力学响应，我们在每个模型外壁附近（图 4-12 中 a、b、c、d、e 点）和内壁附近（图 4-12 中 A、B、C、D、E 点）分别选择一个点观察骨单元内的液体的压力和速度。骨单元模型参数见表 4-4，其中 R、r、S 和 d 分别代表模型外半径、内半径、横截面积和壁厚。

表 4-4 不同横截面积骨单元模型的参数

$S/\mu m^2$	$R/\mu m$	$r/\mu m$	$d/\mu m$
20000	150	50	100
22000	160	60	100
24000	170	70	100
26000	180	80	100
28000	190	90	100

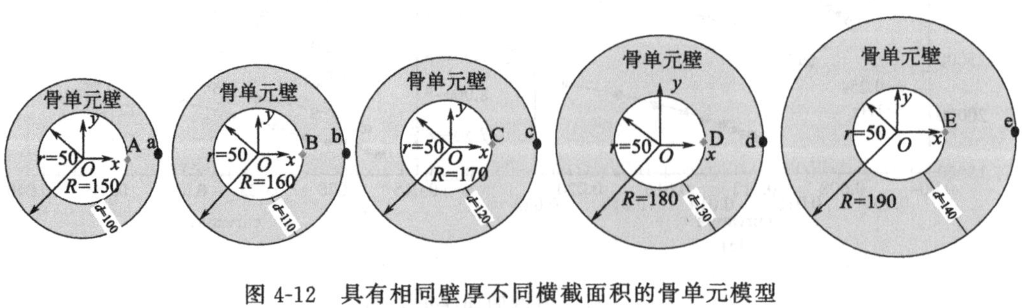

图 4-12 具有相同壁厚不同横截面积的骨单元模型

图 4-13 给出了一个周期内孔隙压力（点 a、b、c、d、e）和速度（点 A、B、C、D、E）随时间的变化的结果，所选的点均是各个模型中孔隙压力和流速最大的点，结果说明，孔隙压力和流速的最大峰值都是随着骨单位横截面积的增加而减小。在 0.25s 时，不同横截面积骨单元模型的最大孔隙压力和流体速度分别为 2.7×10^4Pa、2.54×10^4Pa、2.41×10^4Pa、2.3×10^4Pa、2.21×10^4Pa 和 7.2×10^{-8}m/s、6.45×10^{-8}m/s、5.92×10^{-8}m/s、5.54×10^{-8}m/s 和 5.17×10^{-8}m/s。图 4-14 显示了在 0.25s 时，相同的载荷条件下孔隙压力和速度的分布云图，结果显示横截面积越小的模型其颜色越深，说明骨单元整体的孔隙压力和流速也是随着骨单位横截面积的增加而减少。

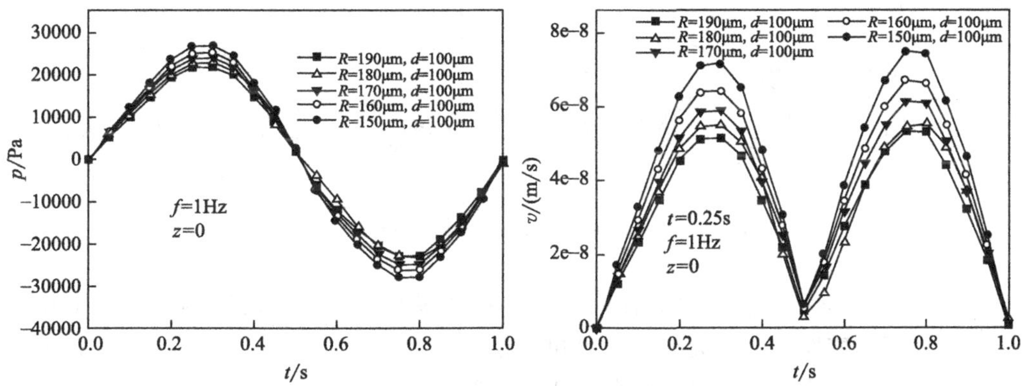

图 4-13 骨单位横截面积的影响

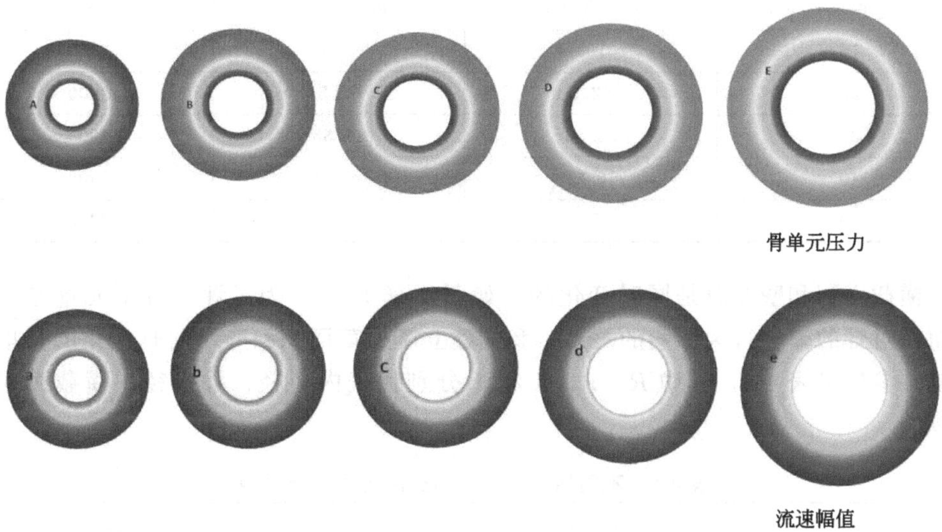

图 4-14 不同横截面积相同壁厚的骨单元压力和流速幅值

4.6.3　骨单元壁厚对其压力和流速的影响

为了评估骨单元壁厚度对骨的多孔弹性行为的影响，骨单元外壁处（图 4-15 中 a、b、c、d、e 点）和骨单元内壁处（图 4-15 中 A、B、C、D、E 点）分别取 5 个点对孔隙压力和速度的流体进行观察分析，这些点的产生剪切作用是骨细胞能感受到的最大的刺激。

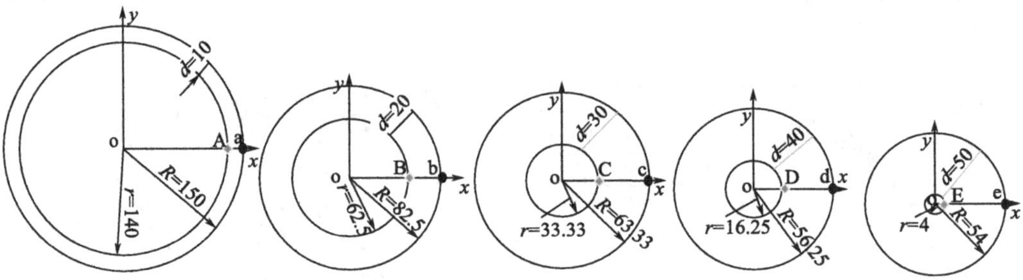

图 4-15　相同横截面积不同壁厚的骨单元模型

如图 4-15 所示，为了评价骨单元壁厚对其多孔弹性行为的影响，建立了相同横截面积不同壁厚的骨单元模型。骨单元模型参数见表 4-5，其中 R、r、S 和 d 分别代表模型外半径、内半径、横截面积和壁厚。

表 4-5　不同壁厚相同横截面积的骨单元模型

骨单元厚度 $d/\mu m$	外径 $R/\mu m$	内径 $r/\mu m$	面积 $S/\mu m^2$
10	150	140	2900
20	82.5	62.5	2900
30	63.33	33.33	2900
40	56.25	16.25	2900
50	54	4	2900

横截面积和壁厚总是同时变化的。如图 4-16 所示，为了评估骨单元壁厚和横截面积对骨的弹性行为影响的关系，我们建立了横截面积和壁厚同时变化的骨单元模型。参数见表 4-6，其中 R、r、S 和 d 分别代表内半径、外半径、横截面积和壁厚。

表 4-6　不同横截面积相同壁厚的骨单元模型

$d/\mu m$	$R/\mu m$	$r/\mu m$	$S/\mu m^2$
100	150	50	62831.85
110	160	50	72570.79

续表

$d/\mu m$	$R/\mu m$	$r/\mu m$	$S/\mu m^2$
120	170	50	82938.05
130	180	50	93933.62
140	190	50	105557.51

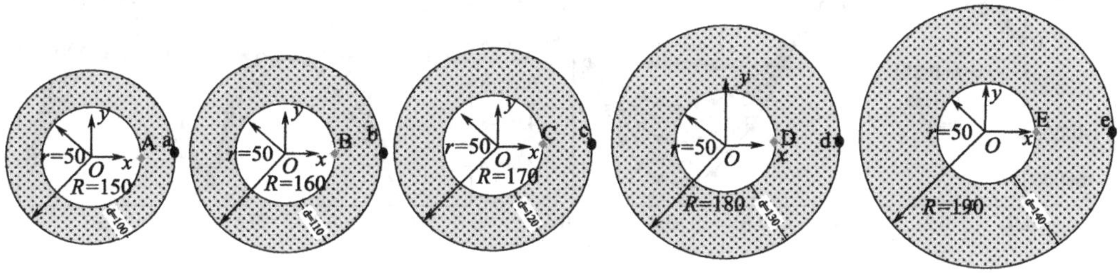

图 4-16　骨单元横截面积和壁厚同时变化

图 4-17 是在一个周期内这 10 个点的孔隙压力和速度随加载时间变化的曲线。孔隙压力（p）和速度（v）的幅值随着壁厚的增加而增大。

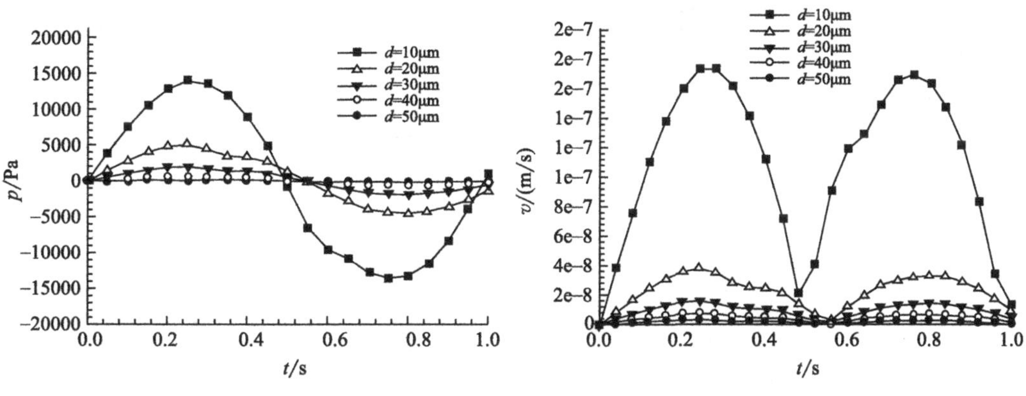

图 4-17　骨单元壁厚的影响

横截面积和壁厚总是同时变化的，骨单元壁厚的增加往往伴随横截面积的增加。为了评估骨单元横截面积和壁厚对骨的多孔弹性行为的影响的关系，在骨单元外壁处（图 4-16 中 a、b、c、d、e 点）和骨单元内壁处（图 4-16 中 A、B、C、D、E 点）分别取 5 个点对其孔隙压力和速度进行观察分析。图 4-18 是横截面积和壁厚同时变化时，所取测试点在一个周期内（图 4-16 中 b、c、d、e、a 点和 A、B、C、D、E 点）随时间的变化曲线。在这一结果表明，骨壁厚度和截面面积对骨单元多孔弹性行为响应的影响呈现相反的结果，且壁厚的影响要远大于横截面积。图 4-19 显示在 $t=0.25$s 时流体的压力和速度的分布结果。如图 4-19 所示，拥有更厚壁厚的骨单元模型具有明显更深的颜色，这意味着随着壁厚的增加骨单元整体的压力分布和速度有明显提高。由于模型中截面面积也随之变化，随着壁厚的增加横截面积是增大的，所以结合横截面积对骨模型压力和流速的影响，可以得出壁厚对骨单元模型的影响远大于截面面积。

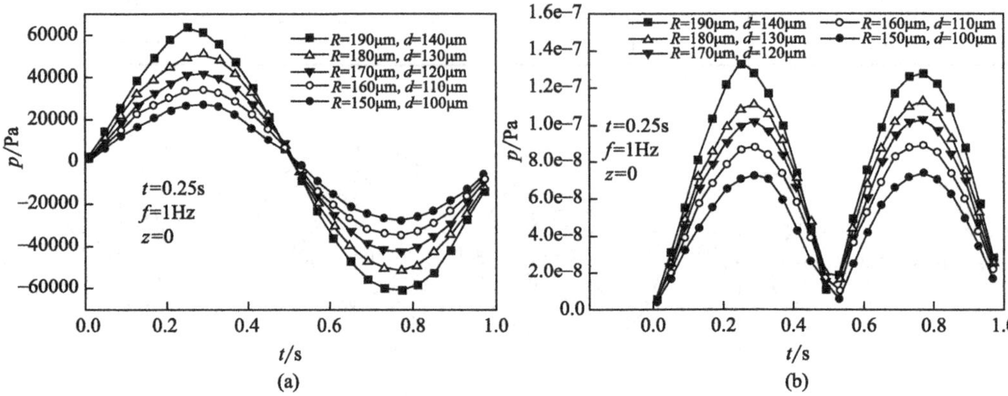

图 4-18 骨单元横截面积和壁厚同时变化的影响

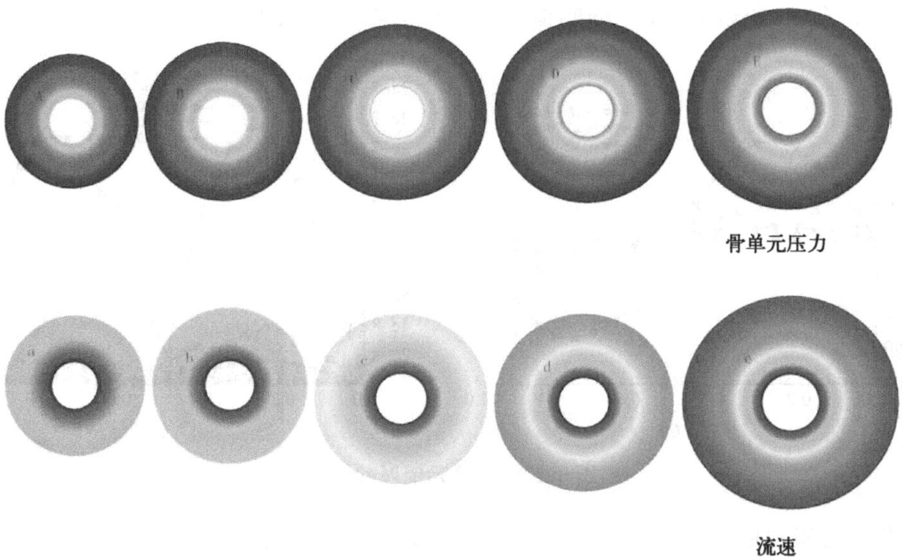

图 4-19 横截面积和壁厚同时变化对骨单元压力和流速分布的影响

4.7 讨论与结论

本章提出了一种在生理循环载荷作用下的宏细观尺度的多孔弹性有限元模型，分析了位移载荷和孔隙压力由宏观尺度（骨结构-骨单元群-骨间质系统）传递到细观（细化的骨单元）过程中骨组织的应变-应力场和液流信号转导的规律。骨组织具有多尺度的复杂结构，不同尺度之间的功能单元表现出不同的性质，但又能使得其执行统一的支撑，保护和骨重建等力学和生物学功能。本模型的宏观尺度与细观尺度彼此关联，细观尺度上的位移载荷和孔隙压力边界条件来自宏观模型的计算结果，然后在 Comsol 软件中以插值的形式施加到细观模型的边界上，这样就实现了位移载荷和孔隙压力由宏观模型向微观模型传递。在细观模型上细化了骨单元，建立了 10 层骨板层和黏合线，并考察了弹性模量和渗透率对其应力-应变场和骨内液体流动的影响。

细观模型的边界条件来源于宏观模型的计算结果，以保证两个模型的连续性。如图 4-2 所示，细观模型考虑了骨间质、黏合线和围绕哈弗氏管的 10 层同心骨板层。如表 4-1 所示，在细观模型上考虑的 3 种弹性模量的变化规律都是来源于实验观察的规律。结果表明，在载荷作用下骨板层的应力分布随骨板层弹性模量呈现阶梯性变化［见图 4-5(a)］。如图 4-7 所示，在组 2 和组 3 中可以看到，在内侧骨板层位置有明显的应力集中现象，应力集中处存在着较高的应力梯度，剧烈的应力变化可导致裂纹的萌生。因此，组 2 和组 3 的情况下，哈弗氏管应力集中处更易产生微裂纹破坏和损伤。根据 Wolff 定律，骨的强度取决于骨的结构，而骨可以根据其所受外部力学环境改变其内部微结构，成骨细胞的骨形成和破骨细胞的骨吸收功能不停地相互作用，完成新骨的生长和老骨的退化，因此在应力大的部位会有更多的新骨形成坚强的板层。根据骨单元的本身的几何形态来看，哈弗氏管的存在会阻碍应力的重新分配造成哈弗氏管周围应力集中的存在，而哈弗氏管周围应力集中的存在会导致其弹性模量增加，这符合骨的适应性原理。在图 4-5 和图 4-7 的组 1 中，外侧骨板有较大的应力，内侧骨板形成低应力区，这样外侧骨板层的高应力对内侧骨板层形成应力遮挡或保护作用，避免了哈弗氏管周围应力集中而对骨单元造成破坏，符合骨组织在生物进化过程中承受不同负载、保持结构完整和抵抗疲劳损伤的功能。在下一步的研究中，我们应该进一步调查骨单元不同弹性模量分布存在于什么样的力学环境和与液体流动的关系。骨间质应力比骨单元大得多，因此间质组织更易产生裂纹，产生疲劳破坏，其高应力和易产生裂纹的性质，实际上可以对骨单元和骨细胞形成一种保护，使骨即使在有很多裂纹的时候依然可以行使正常的功能。如图 4-5(c)、图 4-5(d) 所示，组 1、组 2 和组 3 中不同的弹性模量分布对压力和流速几乎没有影响，这说明弹性模量的变化几乎不影响骨单元内骨细胞的液流信号转导。在以前的研究中我们推测微裂纹会对骨内液体流动产生影响，而哈弗氏管周围的骨细胞恰好又可以感受到更大的流体刺激，这可能与哈弗氏管周围的应力集中和易产生裂纹有一定关系。应力集中与微裂纹的存在可能促使骨形成功能更频繁地启动，以增强或维持骨板强度并修复裂纹，这个推测需要进一步的实验论证和考察。

渗透率是用来描述骨组织多孔弹性行为的一个非常重要的指标，它可以看作是表征微观下液体流动的一个宏观指标。根据以前的理论和实验结果，皮质骨腔隙通透性具有广泛的变异性，其取值范围为 $1\times10^{-17}\sim1\times10^{-25}m^2$。由于骨板层的异质性，有人推测骨板层渗透率的变化可能与骨细胞-小管的分布有关，渗透率低的地方可能有更稀疏的骨细胞-小管分布。有研究者通过对 $1\times10^{-23}\sim1\times10^{-18}m^2$ 几个数量级渗透率参数进行研究，得出孔隙压力随着渗透率增加而减小，而速度随着渗透率从 $1\times10^{-23}\sim1\times10^{-21}m^2$ 而给出相反的变化（绝对值），当该参数超过 $1\times10^{-21}m^2$ 时，速度振幅变化不大。虽然渗透率对骨内的流体流动有广泛的研究，但在骨重建过程中，渗透率在骨板层上空间梯度分布，对骨细胞力学刺激的影响尚不清楚。在骨单元的显微图片上我们不难发现，不同骨板层上的骨细胞-小管分布是不同的。而且大多数研究将单个骨单元作为均质的多孔弹性材料处理，对渗透率在骨板层面的变化研究很少。因此，不同骨板层上的渗透率对于骨内孔隙压力和流速和对于骨细胞感受流体刺激的影响尚不完全清楚。我们选取渗透率值 $1\times10^{-20}m^2$ 的数量级作为骨细胞-小管系统腔隙存在于骨单元内的参考值。

有趣的是，我们的研究发现，渗透率的不均匀分布对孔隙压力和流速方面产生显著的影响（见图 4-6），这个结果与 Rémond 等提出的渗透率的空间梯度不会引起径向辐射体速度分布的明显变化的结果相反，但是我们的结果与文献中骨板层上压力和流速的结果有很大的相似性，我们都假设所有的骨板层都完美地结合在一起，不同骨板层具有不同的渗透率值。不同的是我们还考虑了包裹着骨单元的黏合线和骨间质的影响。细观模型的边界条件，来源于宏观模型的计算结果，这样更符合骨单元所处的生理环境。由于骨间质存在很少的骨细胞-小管系统，而粘合线处经常被看成不能渗透的，但是一些骨小管等组织还是会穿过粘合线与外界连通的，所以他们的渗透率要低于骨板层，所以我们对骨间质和粘合线设置了较小的渗透率是符合生理要求的。我们的研究结果表明，在骨间质和粘合线向最外层骨板层的过渡处，组 4、组 5、和组 6 的孔隙压力都有明显下降趋势（见图 4-6），这表明压力随渗透率的升高有明显的下降，与文献相符，而在流速方面，我们发现同一个模型中，流速并没有随着骨间质、粘合线和骨板层渗透率的不同而出现明显波动，而是同参考模型一样，很平缓的变化。细观模型的结果与 Wu 等表明当渗透率超过 $1\times10^{-21}m^2$ 时流速变化不明显和 Gatti 等发现的渗透率大于 $1\times10^{-20}m^2$ 时，渗透率对流体速度的影响是有限的结果一致。但是我们的研究结果表明，即使骨板层渗透率的变化不能引起流速在骨板层上的明显变化，不同骨单元骨板层渗透率分布的不同也会引起流速在骨单元上整体的分布的不同（见图 4-6）。换言之，骨板层渗透率分布的不同，会影响整体骨单元流速的大小。而与其他学者的研究都不同的是，我们的细观模型是多尺度模型，模型的边界条件来源于上一个尺度的计算结果。如图 4-5 和图 4-6 所示，我们发现压力和流速的结果在哈弗氏管两侧有明显的不对称，这说明骨单元在骨组织中所处的位置及其所在的力学环境对其压力和流速有较大的影响。

骨单元形态的变化在实现骨的各种功能中发挥重要作用。基于骨所经历的力学环境等因素的不同，在同一个个体的不同区域，甚至是同一区域的不同位置骨单元的形态都有可能有很大差别。外荷载作用于骨组织时引发的流体流动，能够产生可改变破骨细胞与成骨细胞活性的生物信号。这些改变可以通过影响骨重建过程改变骨单元形态。在以前的工作中各种骨模型已经被建立，然而，大多数模型并没有考虑骨的多孔弹性性能和骨的形态学变化。在这项研究中，我们利用 COMSOL Multiphysics 软件建立了三维多孔弹性有限元模型，研究在循环生理载荷下的骨单元形态参数对骨生物力学行为的影响。多孔弹性模型描述的是流体和多孔介质变形之间的联系和相互作用。固体基体被认为是横向各向同性材料，流体相被认为是可压缩的液体。我们的多孔弹性有限元模型的可靠性在之前的研究中进行了验证。为了适应不断变化的力学环境，骨组织将改变其内部骨单元的结构、分布、形状和大小。骨适应机制是一个被认为可能是由骨陷窝-小管孔隙内流体流动触发的机制。许多学者试图分析这种机制，但几乎没有学者考虑形态学变化对生物学响应的影响。本书把骨单元形态分为四个部分：形状、截面曲率、横截面积和壁厚。

在形状方面，我们考虑了圆形和椭圆形，我们只关注形状的这种变化是否影响流体流动。模拟结果表明，椭圆模型的孔隙压力和速度幅值的峰值比圆形模型略大，但不显著。骨形态的改变和年龄有很大关系，随着年龄的增加，骨单元形状更规则，这可能意味着随着年龄的增加这种形态的改变会使得骨内的孔隙压力和流体流速变小，从而导致骨细胞在同样的活动水平下接收到的刺激会减弱。

然后，我们对截面曲率的影响进行了研究，结果发现在相同的骨板层上随着截面曲率增大孔隙压力和速度也随之线性增加。这一结果表明，骨细胞在同一骨板层上截面曲率较大的区域可能受到更大的流体流动的刺激。Lambers 使用计算机断层扫描（CT）观察到加载的植入物可以导致骨的形态发生变化，这就说明骨的形态可以被诱导改变。在以后更深入的研究中，可能会通过改变骨单元的形态以达到某种目的。

骨形态差异的形成仍不清楚。骨组织的不同区域的形态有很大的差别。Frost 和 skedros 观察到在同一骨组织区域中尺寸较小的骨单元往往经历更大的应变。有研究者发现应变和骨单元直径之间的关系是破骨细胞骨吸收和成骨细胞骨形成的功能的结果，并且他们还发现骨单元直径随着载荷的增加而减小。此外，破骨细胞的活性和骨单元大小之间的关系被发现。为了探讨骨单元尺寸的大小对骨生物力学性能的影响，本书建立了三种骨单元模型：(1) 不同横截面积和相同壁厚；(2) 不同壁厚；(3) 横截面积和壁厚同时变化。横截面积和壁厚的变化往往同时发生，但它们是两个不同的概念。(1) 和 (2) 为了分别消除壁厚和横截面积的潜在影响，我们建立了不同横截面积相同壁厚和相同横截面积不同壁厚的模型。结果表明，压力和速度幅值随截面面积的增大而减小。然后，通过对壁厚的研究，得到了相反的结果。孔隙压力和速度幅值随壁厚的增加而增大。结果表明，壁厚对单个骨单元多孔弹性行为的影响比面积更大。具体来说，较大的横截面积可能会引起较小的流体刺激，而较厚的壁厚可能会产生更高的流体刺激，而当我们使用形态特征来评价流体剪切应力时，我们首先要考虑骨单元壁厚的因素。骨单元形态变化是骨的功能适应性的结果。这项研究表明，在一定载荷条件下骨单元在形态变化后将具有不同的生物力学响应。随着年龄的增加骨单元横截面积会越大，这意味着在相同载荷刺激下，年纪越大的人的骨单元中的孔隙压力和流体速度越小，骨细胞感受到的刺激可能越小，进而影响骨重建和骨代谢功能，也可能是一些老年骨骼疾病的发病原因之一，这部分内容需要再进一步研究确认。

骨组织具有一定的结构和功能。在生理条件下，骨的形成和吸收处于动态平衡状态，这种平衡在骨重建中起着关键作用。众所周知，FSS是最重要的力学刺激信号。最近的研究证实，骨细胞能感受到FSS的刺激并实现力传导的功能。孔隙压力和速度在FSS形成中起着关键的作用。在这项研究中，观察了不同骨单元形态对其孔隙压力和流速的影响。孔隙压力和速度幅值随截面曲率和壁厚的增加而增加。骨组织可能在骨单元截面曲率和壁厚大的区域有更活跃的代谢，骨细胞也受到更强的刺激。在相同条件下随着骨单元形状越规则，横截面积越大其内孔隙压力和速度幅值越小。这说明在这两种区域中的骨组织中的代谢功能和骨细胞所受到的刺激可能要弱。

生物信号转导机制的过程是复杂的，并且涉及多种信号转导途径和感知机制。我们用一个有限元方法建立骨单元所处的流体和固体环境来预测其多孔弹性行为，然而，进一步的研究应该量化形态对骨的多孔弹性行为的影响。在临床上，对骨质疏松症患者的骨形态变化进行了观察，发现这些改变包括更多的圆形骨单位和更薄的壁厚。这项研究的结果表明，骨质疏松症的这些改变可能会导致孔隙压力和速度的降低，并可能改变骨细胞-骨陷窝-小管系统所受到的机械刺激，进而影响骨重建过程。本书为解释骨单元形态的改变是如何改变骨细胞-骨陷窝-小管系统的机械刺激提供了一个新的途径。对这些过程的深入研究具有潜在的临床意义。孔隙压力和速度是表征埋藏在骨单位内的骨细胞受到力学刺激的特征之一，有助于更好地在宏细观尺度上理解液流信号转导和力传导机制在骨重建机制的作用。所以我们下一步的工作就是要在宏细观尺度下，建立微观的骨细胞-小管模型，进一步量化载荷（力）信号从骨单元到骨细胞的细微观传导量及传导规律。

第五章

细微观尺度模型

5.1 引言

骨组织是一种具有复杂层级结构的生物复合材料，能够承重、为细胞提供生长附着以及实现各种复杂运动。当生理载荷由宏观传递到微观的过程当中，不同层级之间的功能单元会表现出不同的性质，但相互之间又有紧密的联系，使得骨组织可以执行同一的力学、生物和化学功能，如支撑、保护、运动、骨重建和化学离子平衡等。在实现这些功能的过程中，骨内液体流动扮演着重要角色。骨内液体流动是骨细胞生存的必要条件，它会产生压力梯度、流速、溶质运输、流体切应力及流动电位等效应，这些效应会作为信号被骨细胞感受到并发出骨形成和骨吸收指令，从而影响骨的宏观和细观的力学性能。在这个过程中，流体与骨细胞膜或细胞骨架产生的流体剪应力，被认为是导致骨适应过程的生化反应被激活的最主要原因，在骨的力学感觉系统中起到重要作用。

皮质骨是由固体基质、细胞和充满基质的液相组成的复杂的多尺度的多孔材料，在几何的多尺度结构上，可以分为整骨、骨单元、骨板层、胶原纤维束和矿化的胶原纤维分子及组分等，在骨孔隙的多尺度结构上可以分为血管孔隙（约10μm）、骨陷窝孔隙（1～10μm）和骨小管孔隙（0.01～0.1μm）（Cowin，2001）。由于骨具有多级结构，所以许多研究者将骨的各个功能单元分开来研究，这样就导致其微观性能与细观和宏观骨组织性能变化的关系都是由推论的形式呈现，不能直接呈现计算的结果。

细胞-流体的相互作用在骨重建过程中发挥了关键作用，为了阐明骨适应或骨病理的细胞和分子机制，必须彻底描述骨细胞所在的力学环境。由于间质骨液流动是由骨骼变形诱导的，因此生物多孔弹性理论被用来模拟骨骼行为是贴切而有效的。在这一理论中，骨传递液体的能力由内在渗透性（m^2）来量化。血管孔隙比骨陷窝-小管的孔隙大几个数量级，因此血管孔隙可以充当低压储层，骨陷窝-小管孔隙中的间质流体可以进出。血管孔隙中的孔隙流体处于低孔隙压力，所以大多数学者把哈弗氏管内的压力设为零，而从解剖学上来看，血管孔隙和骨陷窝-小管孔隙是相互连通的且可进行液体的自由交换，当两者孔隙尺寸相近的时候，血管内的孔隙压力可能会对骨陷窝-小管造成影响。目前所有技术都无法区分骨陷窝和骨小管的孔隙，所以许多研究者把骨陷窝和骨小管的孔隙看成一个整体，称为骨陷窝-小管孔隙，且均匀化为一个单一的连续体“材料”。骨陷窝和骨小管具有独特的结构，骨陷窝的孔隙要比骨小管的大一个数量级左右，这种结构的不同可能会导致骨陷窝内的骨细胞体和小管内的骨细胞突触产生不同的流体力学环境，并可能对孔隙压力、流体剪切应力和营养物质的运输产生重要影响。尽管近些年来越来越多的研究使用真实骨陷窝-小管的几何模型，并用流-固耦合方法计算了液体流动速度、骨细胞膜表面流体剪切力及细胞应变分布，但都未考虑不同尺度的孔隙结构之间的相互影响。由于骨组织内部的多层次孔隙结构，例如皮质骨内整骨骨髓腔、骨膜、骨单元、骨板层和骨陷窝-骨小管系统等，当生理载荷作用引起骨基质变形诱导骨液流动时，位于宏观层次不同位置的骨组织可能产生不同程度的变形，进而会使得细观和微观层次不同位置的骨单元和骨陷窝-骨小管结构处于不同的力学环境中。

骨组织是一种非常智能的材料，它能够根据日常所受的生理载荷调整其骨量和微观结构。这种自适应的行为被认为是由骨细胞主导的。骨细胞是骨内所有细胞中对力学刺激最敏感的细胞，且负责将力学刺激信号转化为成骨细胞和破骨细胞的调节信号，从而使骨适应环境变化。实验研究指出负荷引起的流体流动在骨细胞膜上产生的剪切应力是骨重建过程中生化反应被激活的主要的刺激，且与骨的力传导机制有关。因此，研究骨细胞在骨陷窝-骨小管系统内经历的流体流动行为的特征是非常重要的。

由于骨细胞嵌入矿化的细胞外基质，直接的实验研究具有难度，而体外实验并不能真实呈现骨细胞在体内所受的力学环境。研究人员试图通过建立骨骼间质流体流动的数学模型来克服这个问题。渗透率是影响间质流体通过骨内孔隙流动的一个重要特性。在利用数值计算方式来分析外部载荷诱导的骨内液体流动时，研究人员通过多孔弹性介质模型计算出骨内的液体流速、压力梯度、流体剪切力等参数，但这些模型都假定骨的渗透性是各向同性的（骨细胞为球形），不能准确反映骨内具体微观结构的（如骨细胞-骨小管系统的形状、方向和密度等）液体流动信息。

近年来，人们对骨细胞的空间特性（包括密度和形态）以及这些特性与疾病和衰老的潜在关系越来越感兴趣。体外实验研究表明，骨细胞几何形状影响其应变响应。Carter 等发现股骨的前侧、后侧、内侧和外侧的骨细胞的密度，形状和方向都有较大差别，其可能原因是与负载的局部变化有关。骨质疏松症已经成为世界范围内的一个严重问题，最近有研究表明患有骨质疏松的病人的骨细胞形状更不规则，骨小管更弯曲，而其骨细胞膜上感受的流体剪应力和流体速度也发生较大的变化。年龄也是影响骨细胞形状的一个重要因素，年龄增大会导致骨细胞面积减小且形状偏扁平。以前的研究一般都认为骨陷窝-骨细胞的方向与骨中胶原纤维的方向一致，即渗透率主方向与坐标轴方向一致。事实上，二者方向会有不一致的情况，这会使得骨内液体流动主方向（即渗透率主方向）与胶原纤维的方向形成一定夹角。骨陷窝-骨细胞-骨小管的这种形态和方向变化会导致骨组织内渗透率的各向异性行为。在进行有限元多孔弹性力学分析时，需要准确量化骨陷窝-小管孔隙的各向异性渗透性来捕捉内液体流动行为，才能更真实地预测孔隙压力和流速响应。

为了更精确地将不同尺度骨的属性变化结合起来，本书开发了一种基于骨组织微观结构的多尺度多孔弹性有限元模型。在宏观尺度上考虑了骨髓腔到骨外膜之间的皮质骨部分，在宏细观结构上考虑了骨内膜、骨单元、间隙组织和骨外膜等结构，在微观结构上考虑了骨小管和骨陷窝等结构。在不同层次的结构的基础上考虑了不同的孔隙结构，宏观上考虑的是血管孔隙，在宏细观上考虑的是骨陷窝-小管孔隙度，在微观上根据骨陷窝和骨小管在尺度上的差异把骨陷窝-小管孔隙度分为骨陷窝孔隙和骨小管孔隙。在宏观层次上考虑哈弗试管和福克曼氏管产生的孔隙压力且作用于细观和微观层次。在宏细观层次上，忽略哈弗氏管和福克曼氏管，建立骨外膜、骨内膜和骨单元等功能单元，并根据 Kozeny-like 定律，利用骨陷窝-小管特征孔径、孔隙率和弯曲度来表示骨陷窝-小管的渗透性来量化骨内流体流动现象。在微观层次上根据骨小管和骨陷窝显著的独特结构参数分离骨陷窝和骨小管。最后，根据宏观和宏细观孔隙压力和液体流速结果，选取关键部位并计算出骨陷窝和骨小管在宏观骨组织和细观骨单元不同位置的孔隙压力，液体流速和流体剪切力的分布情况和变化规律。因此，为了更精确地阐明骨内液体流动的具体形式，本书开发了一种基于骨组织微观结构的多孔弹性力学有限元模型。首先根据骨陷窝的形状、方向和其他微观结构生理参数，计算得到骨的三维渗透率。然后，基于多孔弹性力学理论建立骨单元的有限元模型，计算在轴向载荷作用下骨单元内液体的压力和流速，以期为骨的力传导与骨的功能适应性机制提供一个更深入的理解。

5.2 基于多尺度结构骨陷窝和骨小管的多孔弹性有限元模型

如图 5-1 所示，微观层次上主要考虑骨陷窝和骨小管两种功能单元，其微观结构由连续多孔弹性模型表示。沿着骨组织半径方向取八个区域，每个区域包含一个骨单元，见图 5-1(a)。在每个骨单元中哈弗氏管和黏合线之间取 $100\mu m\times 21\mu m\times 21\mu m$ 的区域，该区域代表如图 5-1(b) 所示的截面，在哈弗氏管和黏合线之间有 3 个骨陷窝和从骨陷窝向周围延伸出的许多骨小管，相邻的骨小管彼此相通且与哈弗氏管和黏合线连通，见图 5-1(e)。利用文献中的方法将骨陷窝-小管系统分割开来，设置独属于骨陷窝和骨小管的两种材料。如图 5-1(c)、图 5-1(d) 所示，骨陷窝-小管系统的复杂微观结构被两种截然不同的连续材料取代：

骨小管和骨基质均化为一种成孔材料，称为骨小管材料；骨陷窝-骨细胞复合物均化为第二种成孔材料。每个骨陷窝被放置在 15μm×15μm×10μm 的小管材料体积内，称为骨陷窝材料，见图 5-1(d)。骨细胞和骨陷窝分别被定义成半径为 $r_o=4\mu m$ 和 $r_1=5\mu m$ 的球体，尽管骨细胞及其骨陷窝倾向于椭圆形，这些简化的几何结构和尺寸是测量数据的合理近似值。骨小管的参数与宏细观模型相同，且在一个骨陷窝周围分布着 24 个骨小管。骨小管和骨细胞突触之间的环形流体空间和骨陷窝壁和骨细胞表面的流体空间都被假定为充满纤维基质，纤维基质的半径和密度与宏细观模型一致。

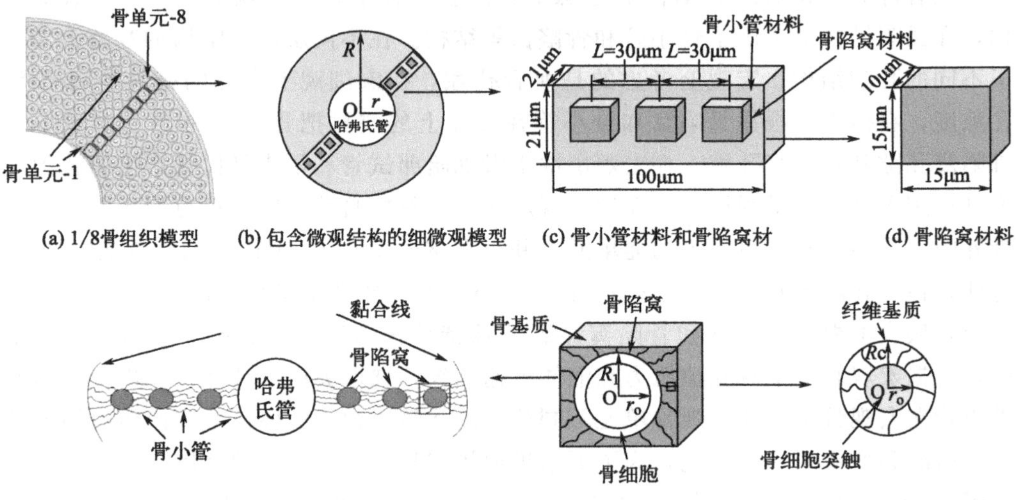

(a) 1/8骨组织模型 (b) 包含微观结构的细微观模型 (c) 骨小管材料和骨陷窝材 (d) 骨陷窝材料

(e) 骨陷窝和骨小管的微观结构 (f) 骨陷窝几何结构 (g) 单个骨小管几何结构

图 5-1 细微观模型

5.2.1 细微观模型的材料参数

为了保证宏细观尺度和细微观尺度材料参数的连续性，在两个尺度上的骨陷窝与骨陷窝距离，骨小管尺寸和骨小管密度等微观结构尺寸都保持一致。其中孔隙度 $\varphi=0.044$ 是忽略了骨细胞体和突触后的总的骨陷窝-小管的孔隙度。骨间质的弹性模量要比骨单元大 10%，而泊松比要小 10%。

在宏细观层次上主要考虑骨陷窝-小管的孔隙，其孔隙度一般较低（2%～5%）。因此可以利用 Lemaire 等修正的 Kozeny-Carman 方程：

$$k=\frac{\theta^{7/3}\delta^2}{\eta(1-\theta)^{4/3}T^2} \tag{5-1}$$

其中 δ 是孔隙的特征尺寸，η 是修正后的 Kozeny 参数，其值为 72。弯曲度 T 用骨细胞突触的曲折程度表示，其值在 2～3 之间。根据文献研究，骨陷窝-小管的

孔隙度 θ 在 2%～5%之间。孔隙的特征尺寸 δ 是通过孔隙度 θ 和比表面积 A 来定义：

$$\delta=\frac{\theta}{A}=\frac{D_{\mathrm{LF}}(R_{\mathrm{C}}^{2}-R_{\mathrm{O}}^{2})-N_{\mathrm{F}}R_{\mathrm{F}}^{2}(R_{\mathrm{C}}-R_{\mathrm{O}})}{2D_{\mathrm{LF}}(R_{\mathrm{C}}+R_{\mathrm{O}})+2N_{\mathrm{F}}R_{\mathrm{F}}(R_{\mathrm{C}}-R_{\mathrm{O}})-2N_{\mathrm{F}}R_{\mathrm{F}}^{2}} \tag{5-2}$$

其中 D_{LF} 是纤维与纤维之间的距离（38nm），R_{C} 是骨小管的半径（0.23μm），R_{O} 是骨细胞突触半径（0.1μm），N_{F} 是横截面纤维的个数（6 个），R_{F} 是纤维的半径（5nm）。由式(5-1) 得出的骨陷窝-小管的渗透率为 $1.9665\times10^{-19}\mathrm{m}^2$。由式(5-1) 和式(5-2) 可知，骨陷窝-小管的渗透性与纤维基质的密度，骨小管通道的弯曲度以及骨小管的尺寸等多种因素有关，因此，本书还进一步考察了骨陷窝-小管系统渗透性高于和低于通过式(5-1) 计算所得基准值（$1.9665\times10^{-19}\mathrm{m}^2$）一个数量级的情形，即分别选取 $1.9665\times10^{-18}\mathrm{m}^2$（基准值的 10 倍）与 $1.9665\times10^{-20}\mathrm{m}^2$（基准值的 1/10）作为渗透性参数输入。

利用复合材料理论，根据固相材料的多孔性和弹性性质，确定了宏细观模型上多孔弹性常数。脱水的体积模量和剪切模量（K_{d} 和 G_{d}）与固相体积模量和剪切模量（K_{s} 和 G_{s}）之间的关系可用于确定脱水的泊松比 v_{d}，杨氏模量 E_{d} 和 Biot 有效系数 α：

$$K_{\mathrm{d}}=K_{\mathrm{s}}\left(1-\frac{\varphi}{1-K_{\mathrm{s}}/K_{\mathrm{s}}+(4/3)G_{\mathrm{s}}}\right) \tag{5-3}$$

$$G_{\mathrm{d}}=G_{\mathrm{s}}\left(1-\frac{15(1-v_{\mathrm{s}})\varphi}{7-5v_{\mathrm{s}}}\right) \tag{5-4}$$

$$v_{\mathrm{d}}=\frac{3K_{\mathrm{d}}-2G_{\mathrm{d}}}{2(3K_{\mathrm{d}}+G_{\mathrm{d}})} \tag{5-5}$$

$$\alpha=1-K_{\mathrm{d}}/K_{\mathrm{s}} \tag{5-6}$$

其中，$K_{\mathrm{s}}=17.66\mathrm{GPa}$，$G_{\mathrm{s}}=6.56\mathrm{GPa}$，$v_{\mathrm{s}}=0.335$。得到 $K_{\mathrm{d}}=16.498\mathrm{GPa}$，$G_{\mathrm{d}}=6.019\mathrm{GPa}$，$v_{\mathrm{d}}=0.337$，$E_{\mathrm{d}}=16.098\mathrm{GPa}$ 和 $\alpha=0.066$。实验测得骨膜的轴向弹性模量为 18.8～32.5MPa，在本模型中取其平均值 25.65MPa，泊松比为 0.49。骨膜与其包裹的骨组织的渗透率和骨膜与外面肌肉的渗透率有很大区别，本书只考虑骨膜与骨组织之间的渗透率 $2.7\times10^{-16}\mathrm{m}^2$。其他多孔弹性材料参数我们设置与骨单元相同的数值，其中固体基质的密度 $\rho_{\mathrm{s}}2000\mathrm{kg/m^3}$，液体密度 $\rho_{\mathrm{f}}1000\mathrm{kg/m^3}$，动力黏度 $\mu0.001\mathrm{Pa\cdot s}$，液体的可压缩性 $\chi4\times10^{-10}1/\mathrm{Pa}$。

微观层次我们分别考虑了骨小管和骨细胞的渗透率和孔隙度。对于骨陷窝材料我们利用 Carman-Kozeny 几何渗透率模型确定：

$$k_{\mathrm{c}}=\frac{\varphi^{3}}{100K_{0}T(1-\varphi^{2})S_{0}^{2}} \tag{5-7}$$

$$\varphi=\frac{(4/3)\pi(R_{\mathrm{C}}^{3}-R_{\mathrm{O}}^{3})}{\mathrm{V_T}} \tag{5-8}$$

S_0 是骨陷窝球壳的表面积：

$$S_0=\frac{4\pi(R_C^2-R_O^2)}{V_T} \tag{5-9}$$

K_0 是一个形状系数，值在 2～3 之间（此处假定为 2.5），T 是孔隙空间的弯曲度，由公式 5-10 得出：

$$T_1=\left(\frac{\delta_t}{\delta_a}\right)^2 \tag{5-10}$$

式中，δ_a 是流体所走路径的表观长度（即 $2R_C$），δ_t 是流体通过孔隙空间所走路径的实际长度（假定为骨陷窝周长的一半 πR_C）。骨小管材料比骨陷窝材料小几个数量级，因此对骨陷窝材料的渗透性影响不大，所以在计算骨陷窝材料时忽略了骨小管材料渗透性的影响。考虑到骨陷窝空间内纤维基质对渗透性的影响，式(5-7) 的分母中包含了 100 的因子，有效地将骨陷窝的渗透性降低了两个数量级。

其材料参数见表 5-1。

表 5-1 细微观模型中的材料参数

参数	骨陷窝材料	骨小管材料
E_d	8.78GPa	17.2GPa
v_d	0.206	0.333
$k_{lcp}(m^2)$	1.9665×10^{-19}	7.17×10^{-17}
φ	0.119	0.0074
$\rho_s(kg/m^3)$	2000	2000
$\rho_f(kg/m^3)$	1000	1000
$\mu(Pa\cdot s)$	0.001	0.001
α	0.719	0.0277
$\chi(1/Pa)$	4×10^{-10}	4×10^{-10}

表 5-1 中，E_d 是排水的弹性模量，v_d 是排水的泊松比，k_{lcp} 是渗透率，φ 是孔隙度，ρ_s 是固体密度，ρ_f 是液体密度，μ 是动力黏度，α 是 Biot 系数，χ 是流体可压缩性。

我们通过插值函数将宏细观模型在细微观模型表面产生的位移与压力，施加于细微观模型的边界（四周及上下表面）。该方法确保细微观模型边界的位移载荷与压力边界条件均源自宏细观模型的计算结果，从而实现宏细观模型向细观模型的载荷与压力传递。

骨细胞和骨小管受到的流体切应力由方程进行估算：

$$\tau=\frac{8\mu v}{4\sqrt{2Tk/\phi}} \tag{5-11}$$

式中，μ 是动力黏度，T 是孔隙通道的弯曲度，k 是材料的渗透率（骨陷窝材料和骨小管材料)，φ 是孔隙度，v 是间隙的实际流速。

5.2.2 细微观模型的边界条件和网格划分

如图 5-2 所示，骨外膜表面设置不可流动，骨内膜表面和骨单元内壁设置应力自由和压力为 0。截取的 1/8 模型两侧和下表面切面施加对称约束，以防止刚体位移。由于骨膜、骨单元和间质骨都紧密地结合在一起，所以在 COMSOL Multiphysics 软件中，将所有几何对象形成一个联合体，使之几何和网格都连续，绑定在一起。骨组织上、下表面施加的循环载荷 w，代表纵向压缩的生理运动，使得液体在径向扩散。其谐波幅值（w）和频率（f）分别为 1μm 和 1Hz。在一个周期内的最大轴向应变（ε）发生在 0.5s 时，其幅度为 0.001：

$$w = \pm 0.00025[\cos(2\pi ft) - 1][\text{mm}] \tag{5-12}$$

宏细观模型（不包括骨陷窝和骨小管材料）上的网格包括 48770 个单元。

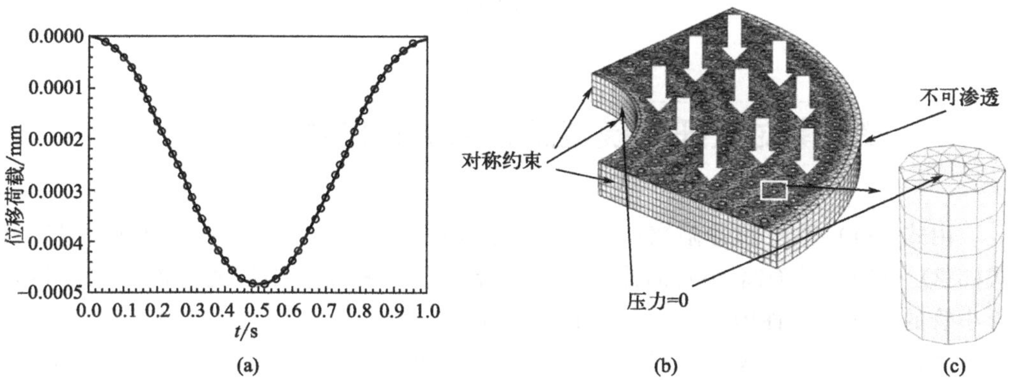

图 5-2 载荷和边界条件

由于骨组织的多尺度性，微观结构与整个宏观和宏细观结构相比其尺寸要小几个数量级，有时无法使网格在捕获宏细观模型整体特性的同时以高精度解析微观结构。如果整体细化网格，那么会显著增加求解难度。于是在本书中我们引进了多尺度方法，建立如图 5-3 所示的多尺度模型。首先，求解不包括微观结构的宏细观模型［图 5-3(a)］，利用粗网格（网格足以捕获结构刚度）对整个模型进行分析，以获取总体趋势并识别模型的关键部分。在第二个分析中，在所选择的微观结构（包含一个骨单元和其周围骨间质）周围区域创建一个细微观模型［如图 5-3(b) 所示的边长 340μm 的正方体］，使用细化网格并使用宏细观模型中的位移和压力作为边界条件将宏细观模型的全局效应转移到细微观模型中进行求解。具体来说，我们把宏细观模型在细微观模型表面产生的位移和压力分别以插值函数的形式施加在细微观模型的四周及上下表面，这样就保证细微观模型的边界条件都是来源于宏细观模型的计算结果，实现了宏细观模型到细观模型的载荷和压力传递。利用 COMSOL

Multiphysics 对模型进行网格划分，具有微观结构的宏细观模型包含 79702 个单元，从宏细观模型切出来的细微观模型包含 37670 个单元。

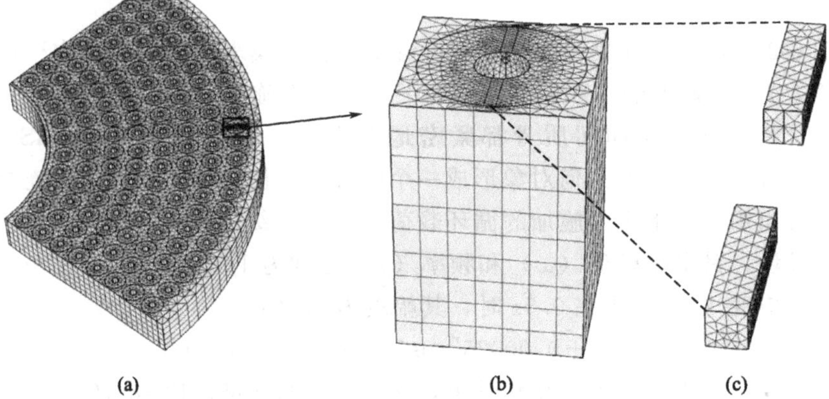

图 5-3 细微观模型的建立

5.3 渗透率对宏细观模型压力和流速的影响

由式(5-1) 得出的骨陷窝-小管的渗透率为 $1.9665\times10^{-19}\mathrm{m}^2$。由式(5-1) 和式(5-2) 可知，骨陷窝-小管的渗透性与纤维基质的密度，小管通道的弯曲度以及骨小管的尺寸等多种因素有关。因此，本书还研究了比式(5-1) 计算的骨陷窝-小管渗透性高一个数量级（$1.9665\times10^{-18}\mathrm{m}^2$）和低于（$1.9665\times10^{-20}\mathrm{m}^2$）的取值，以量化分析渗透性梯度对骨单元内液体流动的影响。

由图 5-4 可以看出渗透率减小一个数量级，峰值孔隙压力增加一个数量级，而

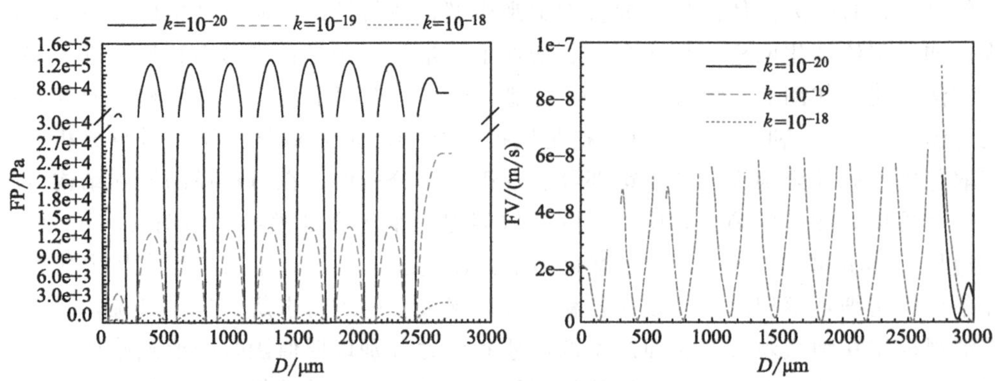

图 5-4 宏细观模型沿骨组织半径方向在不同渗透率梯度下的峰值压力和流速

流速始终保持在一个数量级。渗透率在 $10^{-18}\,m^2$ 和 $10^{-19}\,m^2$ 数量级下靠近骨内膜的压力和流速要明显小于其他部位，靠近骨外膜附近的峰值压力和流速要明显高于其他部位。而在渗透率在 $10^{-20}\,m^2$ 下靠近骨内膜和骨外膜的峰值压力和流速多明显低于其他部位。在任何一种渗透率下，骨组织中间部位的峰值压力和流速都没有明显差别。

5.4 宏细观模型与细微观模型的对比验证

为了进行验证，比较了包含微观结构的宏细观模型和细微观模型横切面的 Von Mises 应力和孔隙压力的状态，细微观模型使用了宏细观模型结果指定的位移和孔隙压力。比较结果如图 5-5 所示，包含微观结构的宏细观模型与细微观模型的 Von Mises 应力和压力几何完美匹配，证明了细微观模型设置的正确性。

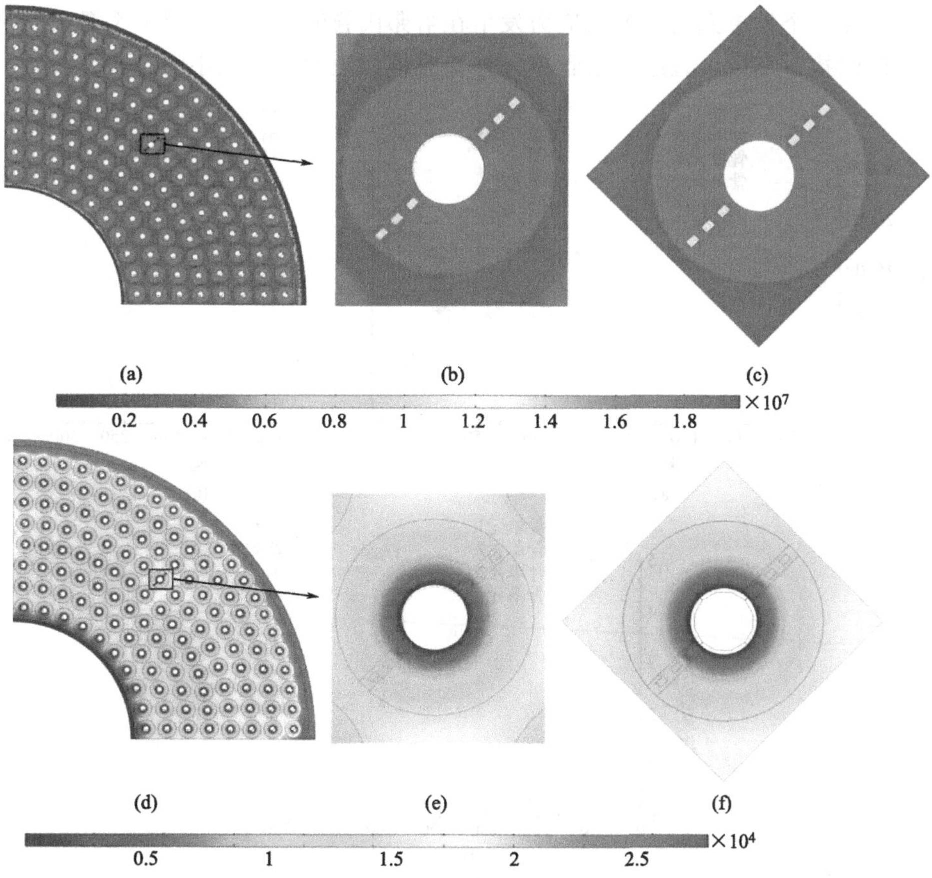

图 5-5 宏细观模型和细微观模型的横截面的应力和孔隙压力对比

5.5 细微观模型孔隙压力、流速和流体切应力

如图 5-6 所示，骨单元 2～7 内的骨陷窝和骨小管的峰值孔隙压力，流速和流体切应力的变化大致相同。骨单元 1 内靠近骨内膜一侧的骨陷窝和骨小管压力，流速和切应力都要明显小于其他部位，骨单元 8 内靠近骨外膜附近的压力，流速和切应力都要明显大于其他部位。如图 5-6(a) 所示可以看出，在一个骨单元内骨陷窝处的压力有明显的缓冲，出现恒压区。最大压力梯度都发生在与哈弗氏管靠近的第一个骨陷窝和骨小管之间，然后越靠近骨单元外壁压力梯度越小。如图 5-6(b) 所示，最大流速都发生哈弗氏管壁和邻近的第一个骨陷窝处，且越靠近骨单元外壁流速越小。骨陷窝处的流速明显大于骨小管。如图 5-6(c) 所示，可以看出发生在骨陷窝和骨小管部位的切应力有明显的不同，骨小管处的切应力要明显大于骨陷窝，且骨小管与骨陷窝的接口部位的切应力要明显大于同一区域内的骨小管和骨陷窝的切应力。在一个骨单元内最大切应力发生在哈弗氏管壁和邻近的第一个骨陷窝和骨小管之间的接口部位，且越靠近骨单元外壁流体切应力越有减小的趋势。

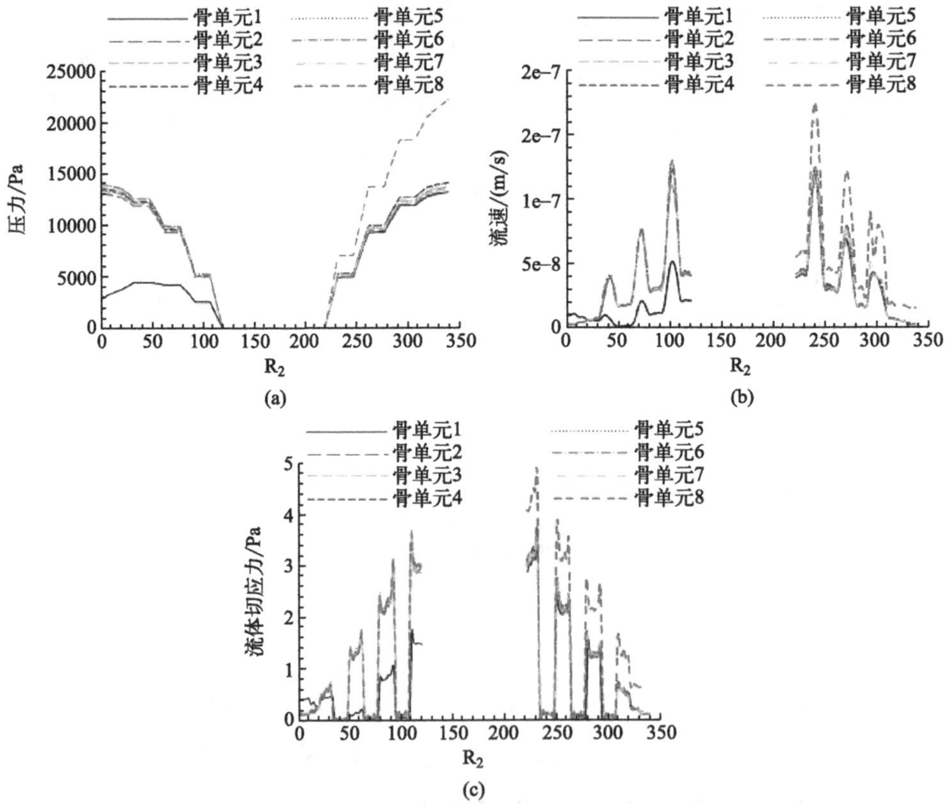

图 5-6　骨陷窝和骨小管的峰值孔隙压力、流速和流体切应力

5.6 渗透率对细微观模型沿骨组织半径方向的影响

5.6.1 渗透率对骨组织半径方向压力的影响

从图 5-7 可以看出，骨陷窝和骨小管内峰值压力对渗透率表现出高度的敏感性，渗透率越小孔隙压力越大。在同一个渗透率下骨单元 2～7 内的骨陷窝和骨小管的峰值压力大致相同，骨单元 1 和骨单元 8 内的骨陷窝和骨小管与其他部位有明显差别。三个渗透率尺度下骨单元 1 内靠近骨内膜一侧的骨陷窝和骨小管压力都要明显小于其他部位，在渗透率 $10^{-18}m^2$ 和 $10^{-19}m^2$ 下骨单元 8 内靠近骨外膜附近的压力要明显大于其他部位，而 $10^{-20}m^2$ 渗透率下的骨单元 8 靠近骨外膜附近的压力要明显小于另一侧，这与宏细观结果相对应。在图 5-7 中还可以看出骨陷窝和骨小管衔接部位的压力有明显的波动，且最大压力梯度都发生在与哈弗氏管靠近的第一个骨陷窝和骨小管之间，然后越靠近骨单元外壁压力梯度越小。

5.6.2 渗透率对沿骨组织半径方向流速的影响

如图 5-8 所示，渗透率梯度变化对流速产生明显影响。在同一种渗透率下骨单元 2～7 内的骨陷窝和骨小管的峰值流速大致相同，骨单元 1 和骨单元 8 内的骨陷窝和骨小管与其他部位有明显差别。三个渗透率尺度下骨单元 1 内靠近骨内膜一侧的骨陷窝和骨小管峰值流速都要明显小于其他部位，在渗透率 $10^{-18}m^2$ 和 $10^{-19}m^2$ 下骨单元 8 内靠近骨外膜附近的峰值流速要明显大于其他部位，而 $10^{-20}m^2$ 渗透率下的骨单元 8 靠近骨外膜附近的峰值流速要明显小于另一侧，这与宏细观结果相对应。如图可以看出骨陷窝和骨小管部位的压力有明显的波动，这是因为骨陷窝和骨小管的孔隙尺度不同。且在一个骨单元内最大流速都发生哈弗氏管壁和邻近的第一个骨陷窝和骨小管之间，然后越靠近骨单元外壁流速越小。骨陷窝处的流速明显大于骨小管。

5.6.3 渗透率对沿骨组织半径方向切应力的影响

如图 5-9 所示，切应力表现出对渗透率的强烈敏感性。切应力随着渗透率的减小而增大。在不同骨单元中，骨单元 1 内靠近骨内膜一侧的切应力要明显小于其他部位。同一种渗透率下骨单元 2～7 内的骨陷窝和骨小管的最大切应力大致相同，骨单元 1 和骨单元 8 内的骨陷窝和骨小管与其他部位有明显差别。在渗透率 $10^{-18}m^2$ 和 $10^{-19}m^2$ 下骨单元 8 内靠近骨外膜附近的峰值切应力要明显大于其他部

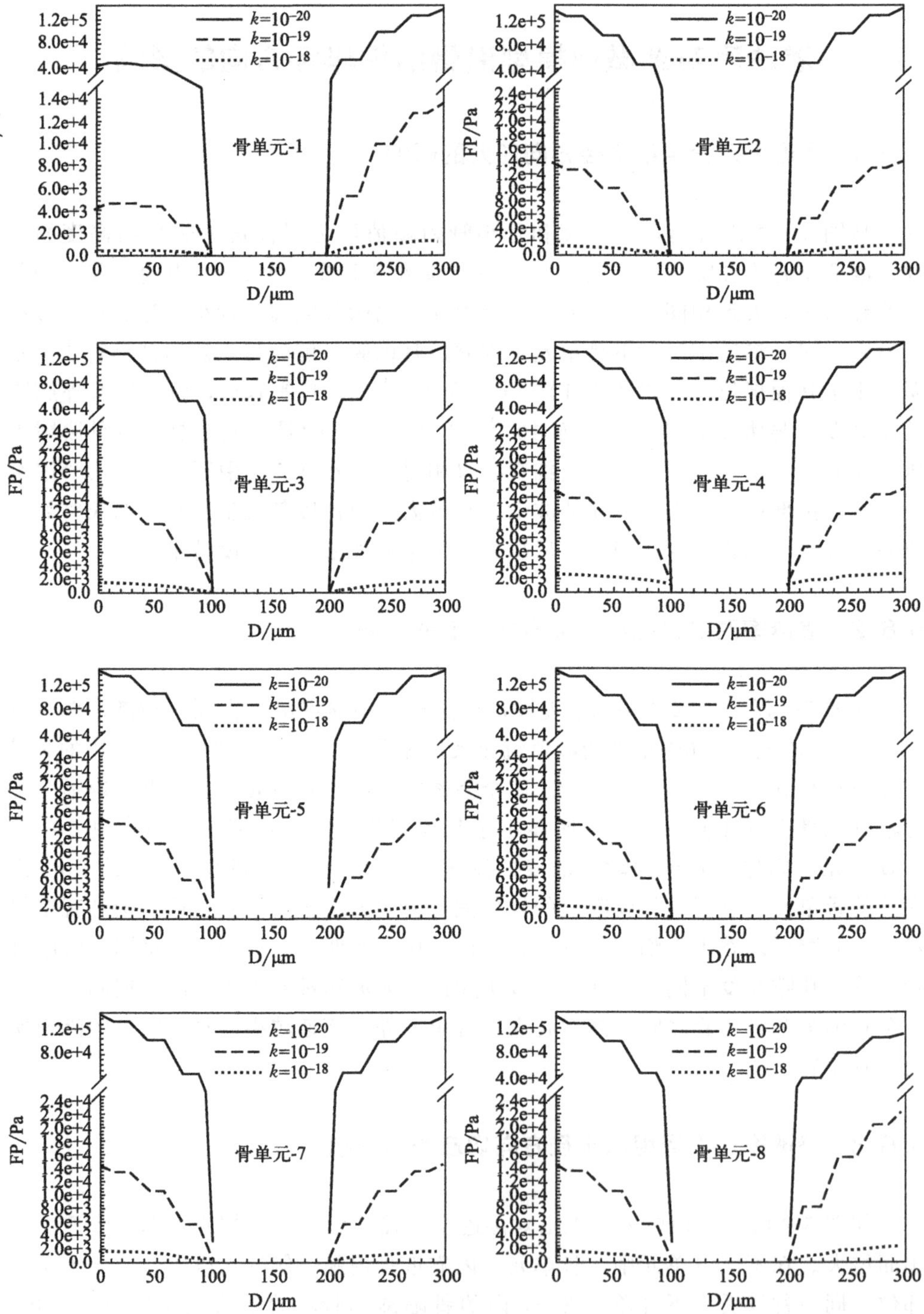

图 5-7 不同渗透率的下骨小管和骨陷窝沿着骨组织半径方向 8 个骨单元内的峰值压力

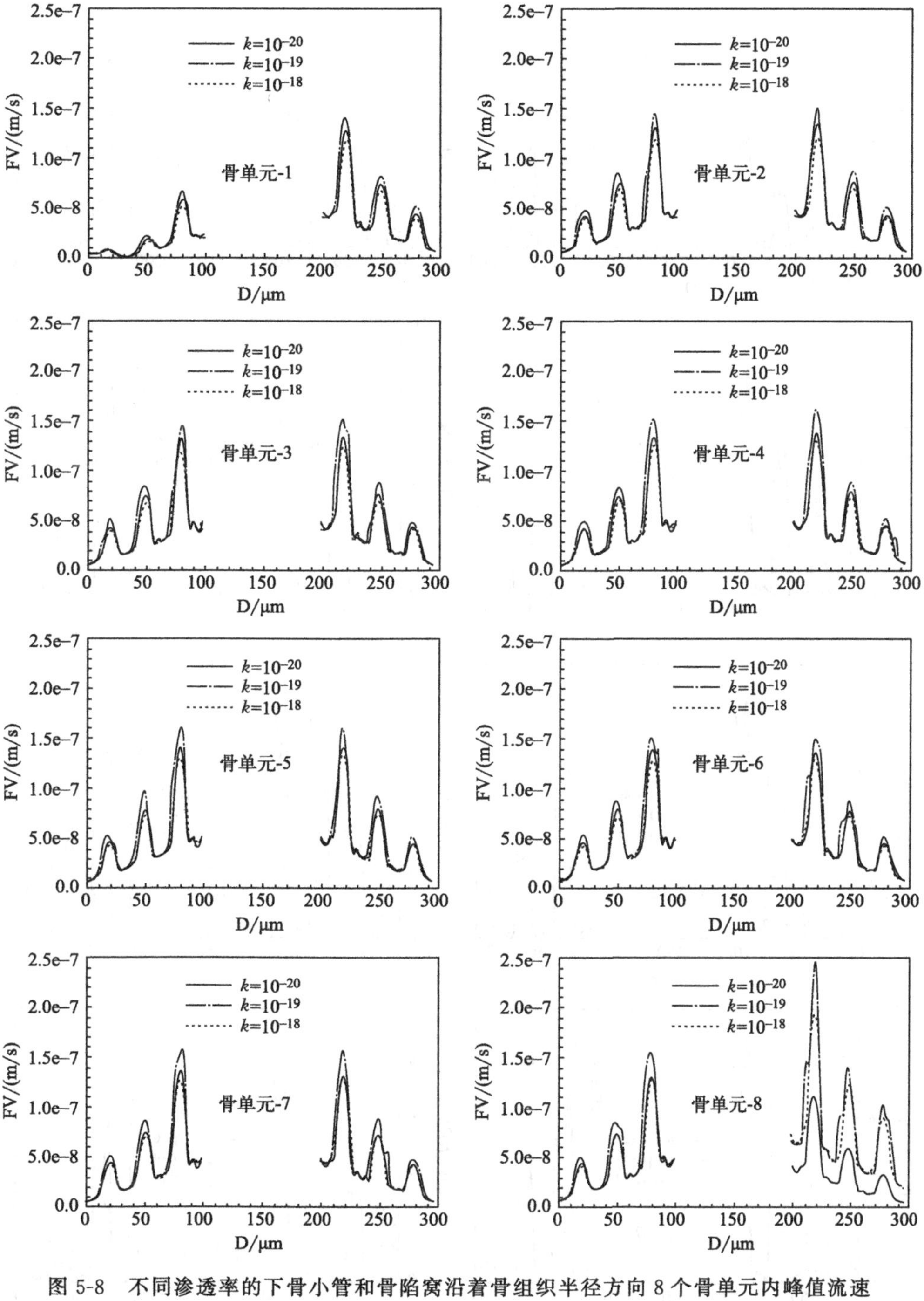

图 5-8　不同渗透率的下骨小管和骨陷窝沿着骨组织半径方向 8 个骨单元内峰值流速

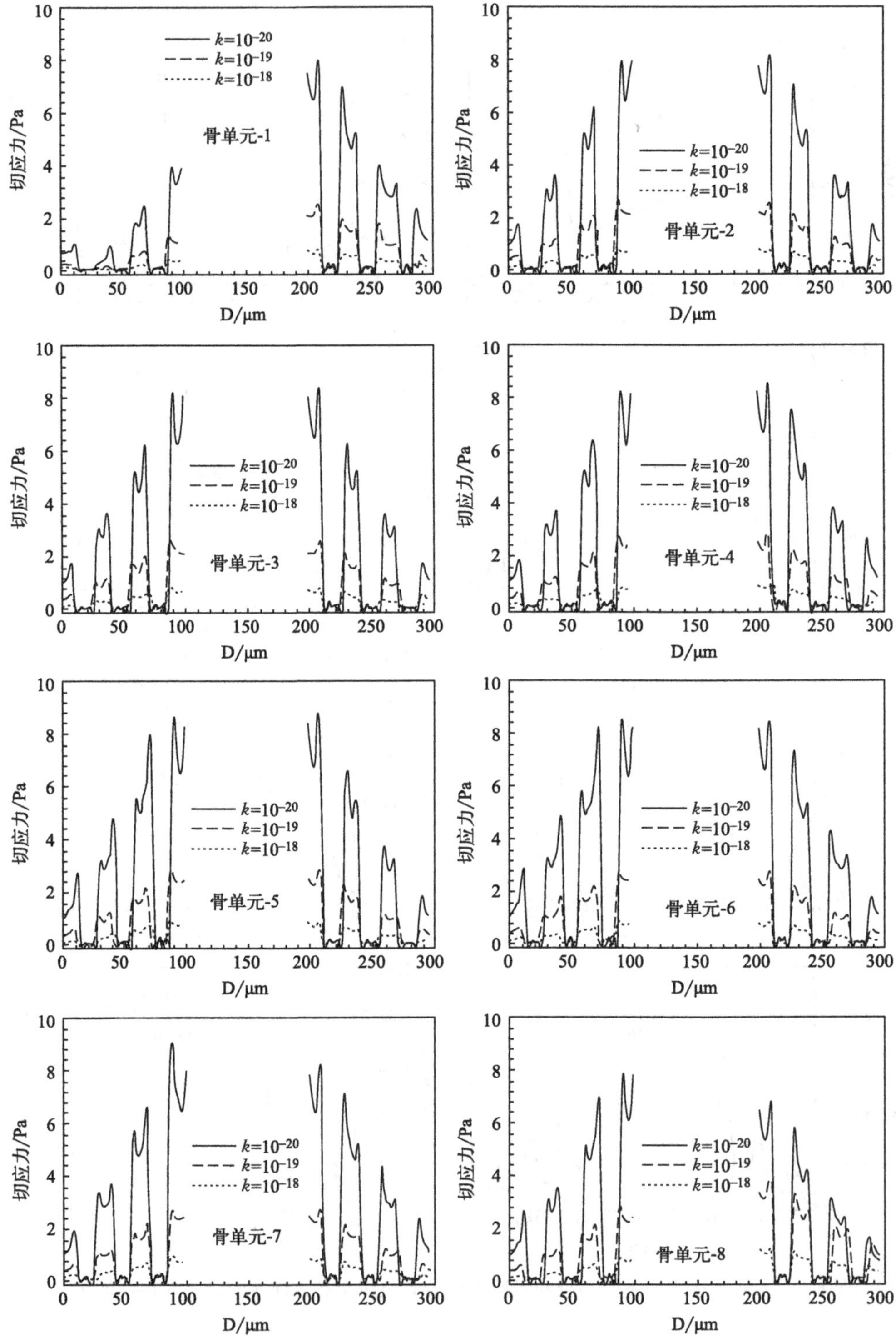

图 5-9 不同渗透率的下骨小管和骨陷窝沿着骨组织半径方向 8 个骨单元内峰值切应力大小

位，而 $10^{-20}\,m^2$ 渗透率下的骨单元 8 靠近骨外膜附近的峰值切应力要明显小于其他部位，但是略大于骨单元 1 内侧。如图可以看出骨陷窝和骨小管部位的切应力有明显的不同，骨小管处的切应力要明显大于骨陷窝，骨小管与骨陷窝的衔接部位的切应力要明显大于同一区域内的骨小管和骨陷窝的切应力。在一个骨单元内最大切应力都发生哈弗氏管壁和邻近的第一个骨陷窝和骨小管之间，然后越靠近骨单元外壁切应力越有减小的趋势。

5.7 骨陷窝-骨细胞形状和方向对骨单元内液体流动行为的影响

5.7.1 基于骨单元微观结构计算其渗透率

图 5-10(a) 是整段骨组织，图 5-10(b) 是图 5-10(a) 中的骨单元。假设图 5-10(b) 中的骨陷窝-小管系统的排列规则且骨小管分布均匀，则骨单元可以看成是由一个个骨基质包裹着的骨陷窝-骨细胞-小管系统的正方体的周期单元（CPUC）组成的，见图 5-10(c)。图 5-10(d) 是骨小管的微观结构，其中 r_c 是骨小管半径，r_o 是骨细胞突触半径，a_0 是骨细胞突触周围纤维基质的半径。

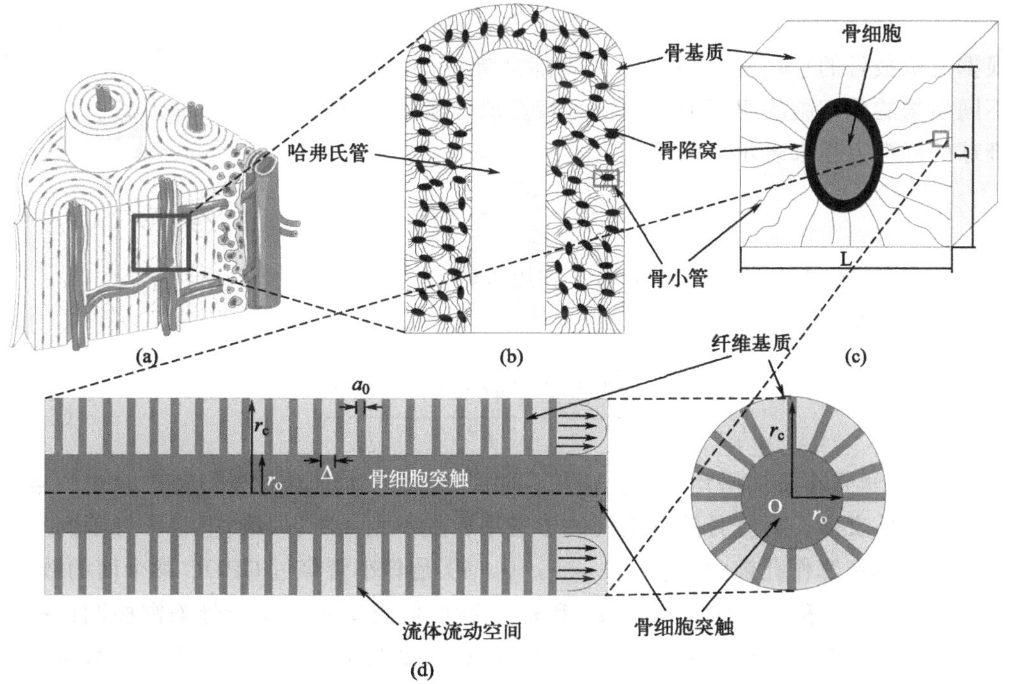

图 5-10 骨组织分层结构示意

根据骨陷窝-骨细胞-骨小管的微观结构得出其渗透率 k_{lcp}：

$$k_{\mathrm{lcp}}=\frac{2\pi n_{\mathrm{i}}a^4q^3}{\gamma^3L^2}\left\{\mathrm{A}_1\left[I_1\left(\frac{\gamma}{q}\right)-qI_1(\gamma)\right]+\mathrm{B}_1\left[qK_1(\gamma)-K_1\left(\frac{\gamma}{q}\right)\right]+\frac{\gamma(q^2-1)}{2q}\right\} \tag{5-13}$$

其中 q 是 r_{c}（0.23μm）和 r_{o}（0.1μm）之间的无量纲比（$q=r_{\mathrm{c}}/r_{\mathrm{o}}$），$\gamma$ 是 r_{c} 与纤维基质填充的单个骨小管的渗透性（k_{p}）平方根的无量纲比 $\gamma=b\sqrt{k_{\mathrm{p}}}$，其中 $k_{\mathrm{p}}=0.0572a_0^2(\Delta/a_0)^{2.377}$，$a_0$ 的半径是 5nm，Δ 是纤维与纤维的间距（7nm）。

A_1 和 B_1 由以下方程得出：

$$\begin{aligned}\mathrm{A}_1&=\frac{K_0(\gamma)-K_0(\gamma/q)}{I_0(\gamma/q)K_0(\gamma)-I_0(\gamma)K_0(\gamma/q)}\\ \mathrm{B}_1&=\frac{I_0(\gamma)-I_0(\gamma/q)}{I_0(\gamma/q)K_0(\gamma)-I_0(\gamma)K_0(\gamma/q)}\end{aligned} \tag{5-14}$$

其中，I_0、K_0、I_1 和 K_1 是第一类和第二类的修正贝塞尔函数。

L 表示两个骨陷窝之间的距离，也是 CPUC 的边长，可由以下公式得出：

$$L=\left(\frac{V_L}{N_{\mathrm{Lac}}}\right)^{\frac{1}{3}} \tag{5-15}$$

V_{L} 表示单位体积，N_{Lac} 表示单位体积内骨陷窝的数量。N_{Lac} 的范围在 $26\text{-}90\times10^3(N_{\mathrm{Lac}}/\mathrm{mm}^3)$，本书选取单位体积的 N_{Lac} 值为 37×10^3，得到 L 的值为 30μm。根据文献报告的平均测量值，每个骨陷窝周围的骨小管总数 $N=62$。通过对几种不同生物的骨细胞的组织形态进行考察发现骨陷窝的形状类似于椭球形状。我们用椭球的标准方程来表示骨陷窝：

$$\frac{x^2}{a^2}+\frac{y^2}{b^2}+\frac{z^2}{c^2}=1 \tag{5-16}$$

其中骨陷窝长半轴 a、中半轴 b 和短半轴 c。

则骨陷窝-小管的孔隙率 φ 为：

$$\varphi=\frac{N\pi(r_{\mathrm{c}}^2-r_{\mathrm{o}}^2)L_{\mathrm{C}}+\frac{4}{3}\pi abc}{L^3} \tag{5-17}$$

L_{C} 表示骨小管的平均长度。值得注意的是由于骨细胞与骨陷窝空间内的液体会进行液体交换，且与骨陷窝空间的渗透率相差不大，所以我们把整个骨陷窝空间和骨细胞体都算作孔隙空间。$n_i(i=x, y, z)$ 是骨小管穿过 CPUC 某个面的数目。为了确定 x、y 和 z 方向的 n_x、n_y 和 n_z，我们假设骨小管基于骨陷窝椭圆体投影表面积三维分布，并可以用骨陷窝的投影面积比来测量不同方向骨小管的数量，见图 5-11(a)。

$$
\begin{cases}
n_x = \dfrac{1}{2}\dfrac{S_x}{S_x + S_y + S_z} \times N \\
n_y = \dfrac{1}{2}\dfrac{S_y}{S_x + S_y + S_z} \times N \\
n_z = \dfrac{1}{2}\dfrac{S_z}{S_x + S_y + S_z} \times N
\end{cases}
\quad (5\text{-}18)
$$

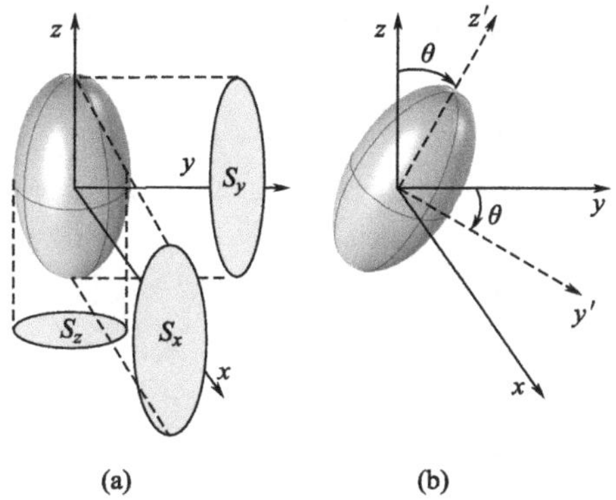

图 5-11 骨陷窝投影面积

其中，n_x、n_y 和 n_z 分别是平行于 x、y 和 z 轴穿过 CUPC 各面的小管数；S_x、S_y 和 S_z 分别是 x、y 和 z 方向上骨陷窝的投影表面积，N 是一个骨陷窝周围的骨小管总数。如图 5-11(b)，当骨陷窝绕 x 轴偏转 θ 角时，骨陷窝在 x'、y'和 z'轴上的投影面积和骨小管的三维分布同样可由公式(5-14) 求出。

5.7.2 基于骨陷窝形状计算其渗透率

为了更清晰地描述骨陷窝形状，我们首先规定了三个特征值 EV1、EV2 和 EV3（EV1 是长半轴的平方，EV2 是中半轴的平方和 EV3 是短半轴的平方）。然后，从颗粒形状的研究中修改了三种指标，平衡度（Degree of Equancy）（EV3∶EV1)、伸长度（Degree of Elongation）（1-EV2∶EV1）和扁平度（Flatness）（1-EV3∶EV2)，以定义形状的差异程度。图 5-12、图 5-13 和图 5-14 展示了这三项指标对骨陷窝形状影响的重要性。

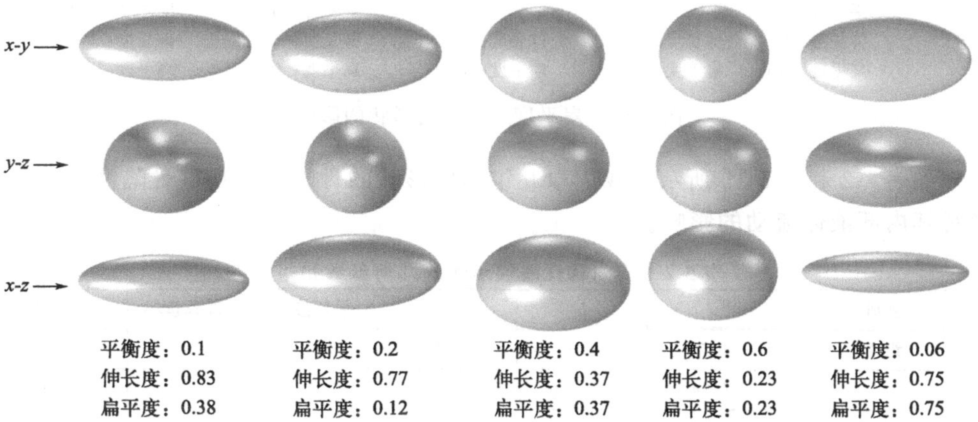

图 5-12 平衡度指标对骨陷窝形状的影响

平衡度的大小表示骨陷窝的各向异性程度，如图 5-12 所示，平衡度越小其各向异性程度越大，平衡度越大骨陷窝越接近圆形。伸长度表示骨陷窝的伸长程度，如图 5-13 所示，伸长度越大骨陷窝的形态上越伸长。扁平度表示骨陷窝的扁平程度，如图 5-14 所示，扁平度越大骨陷窝的形状越扁平。

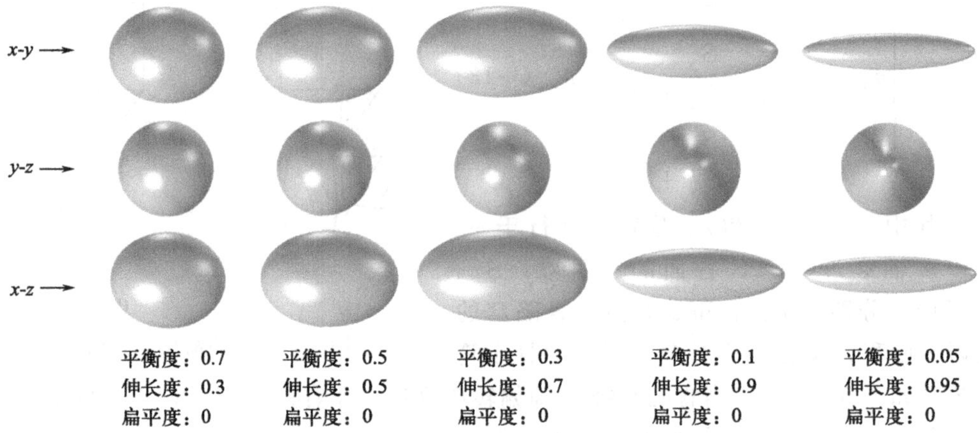

图 5-13　伸长度指标对骨陷窝形状的影响

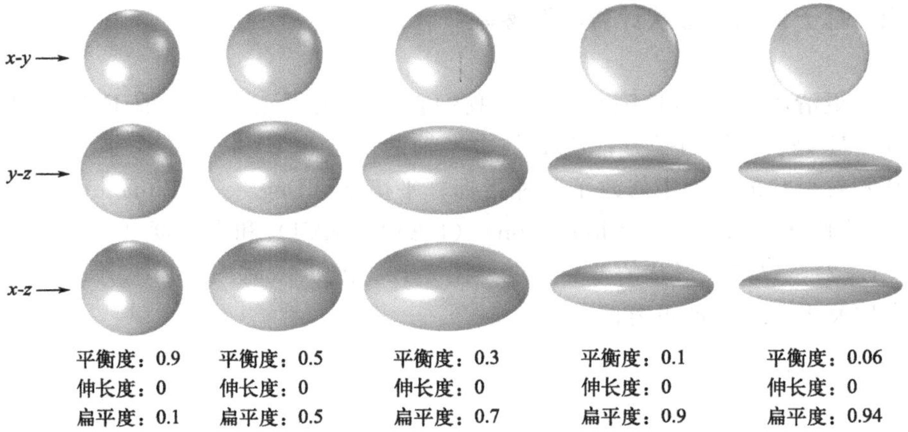

图 5-14　扁平度对骨陷窝形状的影响

如表 5-2 和图 5-15 所示，我们取几组不同形状的骨陷窝来观察骨陷窝形状的差异对其内部液体流动的影响。

表 5-2　骨陷窝代表性示例的几何参数和指标

组别	a	b	c	平衡度	伸长度	扁平度
组 1	6.1	6.1	3.35	0.3	0	0.7
组 2	7.34	7.34	2.32	0.1	0	0.9
组 3	8.57	3.82	3.82	0.2	0.8	0
组 4	7.47	4.09	4.09	0.3	0.7	0
组 5	6.69	6.24	2.99	0.2	0.13	0.77
组 6	8.36	4	3.74	0.2	0.77	0.12
参考模型	5	5	5	1	0	0

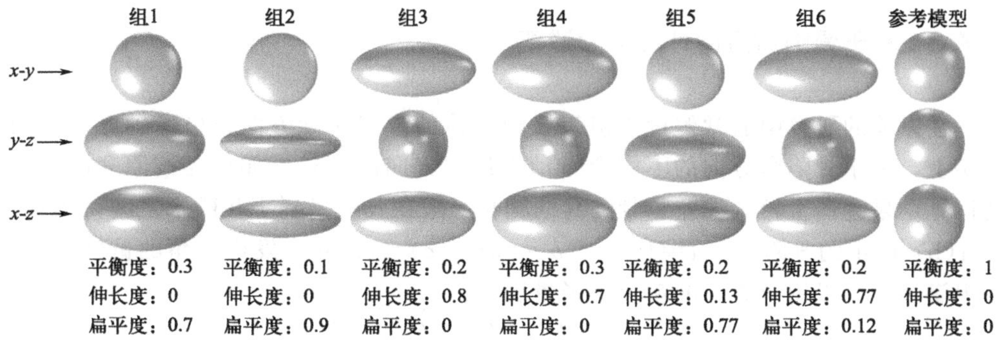

图 5-15 骨陷窝在不同平面的投影形状

根据表 5-2 中骨陷窝形状参数计算得到组 1～组 6 的渗透率分别为 $K1$、$K2$、$K3$、$K4$、$K5$、和 $K6$：

$$K1=\begin{pmatrix} 8.25\times10^{-21} & & \\ & 8.25\times10^{-21} & \\ & & 1.50\times10^{-20} \end{pmatrix}\mathrm{m}^2$$

$$K2=\begin{pmatrix} 6.10\times10^{-21} & & \\ & 6.10\times10^{-21} & \\ & & 1.93\times10^{-20} \end{pmatrix}\mathrm{m}^2$$

$$K3=\begin{pmatrix} 5.74\times10^{-21} & & \\ & 1.29\times10^{-20} & \\ & & 1.29\times10^{-20} \end{pmatrix}\mathrm{m}^2$$

$$K4=\begin{pmatrix} 6.77\times10^{-21} & & \\ & 1.28\times10^{-20} & \\ & & 1.28\times10^{-20} \end{pmatrix}\mathrm{m}^2$$

$$K5=\begin{pmatrix} 7.31\times10^{-21} & & \\ & 7.84\times10^{-21} & \\ & & 1.64\times10^{-20} \end{pmatrix}\mathrm{m}^2$$

$$K6=\begin{pmatrix} 5.91\times10^{-21} & & \\ & 1.24\times10^{-20} & \\ & & 1.32\times10^{-20} \end{pmatrix}\mathrm{m}^2$$

参考模型（Reference）的渗透率是各向同性的，其值为 $1.05\times10^{-20}\mathrm{m}^2$。

5.7.3 基于骨陷窝方向计算其渗透率

在以前的研究中通常假设骨组织孔隙流体的渗流速度方向与坐标轴方向相同。事实上，由于骨陷窝方向的不同会带动渗透率方向的偏转，如果还按原来的方法，则计算结果会产生较大误差。骨陷窝的轴长一般在几微米到十几微米之间，当如图5-11(b) 所示的骨陷窝（$a=15\mu m$，$b=9\mu m$，$c=3.9\mu m$）发生 θ 角的偏转时，骨组织渗透率可以用全方向的渗透率张量表示：

$$K=\begin{pmatrix} k_{xx} & k_{xy} & k_{xz} \\ k_{yx} & k_{yy} & k_{yz} \\ k_{zx} & k_{zy} & k_{zz} \end{pmatrix}$$

在空间直角坐标系 $o\text{-}x'y'z'$ 中，渗透率主方向与坐标轴方向一致，其渗透率主值 k_x，k_y 和 k_z 可由式（5-9）求得。在坐标系 $o\text{-}xyz$ 中 x 与 x' 重合，则 $k_{xx}=k_x$，$k_{xy}=k_{xz}=k_{yx}=k_{zx}=0$，而 k_{yy}、k_{yz}、k_{zy} 和 k_{zz} 可由以下公式求得：

$$\begin{cases} k_{yy}=k_y\cos^2\theta+k_z\sin^2\theta \\ k_{zy}=(k_y-k_z)\sin\theta\cos\theta \\ k_{yz}=(k_y-k_z)\sin\theta\cos\theta \\ k_{zz}=k_z\cos^2\theta+k_y\sin^2\theta \end{cases} \tag{5-19}$$

当 θ 角分别为 0°、30°、45°、60°和 90°时，对应于 $o\text{-}xyz$ 坐标下的渗透率分别为：

$$K0^\circ=\begin{pmatrix} 4.84\times10^{-21} & & \\ & 8.06\times10^{-21} & \\ & & 1.86\times10^{-20} \end{pmatrix}\mathrm{m}^2$$

$$K30^\circ=\begin{pmatrix} 4.84\times10^{-21} & & \\ & 1.07\times10^{-20} & -4.56\times10^{-21} \\ & -4.56\times10^{-21} & 1.60\times10^{-20} \end{pmatrix}\mathrm{m}^2$$

$$K45^\circ=\begin{pmatrix} 4.84\times10^{-21} & & \\ & 1.33\times10^{-20} & -2.64\times10^{-21} \\ & -2.64\times10^{-21} & 1.33\times10^{-20} \end{pmatrix}\mathrm{m}^2$$

$$K60^\circ=\begin{pmatrix} 4.84\times10^{-21} & & \\ & 1.60\times10^{-20} & -4.56\times10^{-21} \\ & -4.56\times10^{-21} & 1.07\times10^{-20} \end{pmatrix}\mathrm{m}^2$$

$$K90^\circ=\begin{pmatrix} 4.84\times10^{-21} & & \\ & 1.86\times10^{-20} & \\ & & 8.06\times10^{-21} \end{pmatrix}\mathrm{m}^2$$

5.8 骨单元控制方程及有限元模型的建立

5.8.1 控制方程

本书将骨单元看成由 CUPC 单元组成的固-液耦合多孔弹性材料，其本构方程可由以下方程来描述：

$$\boldsymbol{\sigma}=\mathbf{M}\boldsymbol{\varepsilon}-\boldsymbol{\alpha}p \tag{5-20}$$

$$p=M[\xi-\mathrm{tr}(\boldsymbol{\alpha}\boldsymbol{\varepsilon})] \tag{5-21}$$

其中，$\boldsymbol{\sigma}$ 是整个多孔介质对应的应力张量，$\boldsymbol{\varepsilon}$ 为应变张量。$\mathbf{M}$ 是多孔介质脱水的 4 阶弹性矩阵，$\boldsymbol{\alpha}$ 和 M 分别是 Biot 有效应力系数张量和模量。p 为多孔介质孔隙内液体压力，ξ 为单位体积内液体含量的改变量。tr() 表示矩阵的迹算子。

在不考虑体积力的情况下的平衡方程：

$$\rho\ddot{\mathbf{u}}^{s}-\nabla\cdot\boldsymbol{\sigma}=\mathbf{0} \tag{5-22}$$

液体质量守恒方程：

$$\frac{\partial\xi}{\partial t}=-\nabla\cdot\mathbf{V} \tag{5-23}$$

$\ddot{\mathbf{u}}^{s}$ 表示固体骨架对应的位移矢量对时间的二阶导数。ρ 是整个多孔介质的密度，由液体密度 ρ_f、固体密度 ρ_s 及孔隙率 φ 的关系来确定：$\rho=\varphi\rho_f+(1-\varphi)\rho_s$。

达西定律可写为：

$$\mathbf{V}=-\frac{\boldsymbol{k}}{\mu}(\nabla p+\rho_f\ddot{\mathbf{u}}^{s}) \tag{5-24}$$

$\mathbf{V}$ 是流速矢量，$\boldsymbol{k}$ 和 μ 分别是渗透张量和液体的动力黏度。将式(5-20) 代入式(5-22)，式(5-21) 和式(5-24) 代入式(5-23) 得到骨单元的控制方程：

$$\left.\begin{aligned}&\rho\ddot{\mathbf{u}}^{s}+\boldsymbol{\alpha}\nabla p=\nabla\cdot(\mathbf{M}\boldsymbol{\varepsilon})\\&\frac{1}{M}\frac{\partial}{\partial t}p-\nabla\cdot[\boldsymbol{k}(\nabla p+\rho_f\ddot{\mathbf{u}}^{s})]=-\frac{\partial}{\partial t}[\mathrm{tr}(\boldsymbol{\alpha}\boldsymbol{\varepsilon})]\end{aligned}\right\} \tag{5-25}$$

5.8.2 有限元模型的建立

在这项工作中，使用 COMSOL Multiphysics 软件探讨轴向压缩载荷作用下骨单元内的流体与固体相互作用的多孔弹性行为。如图 5-16(a)，数值模拟过程中骨单元模型被定义为一个由 CPUC 组成的横观各向同性的中空的柱体（忽略了哈弗氏管），其部分材料和几何参数设置如表 5-3 所示。

表 5-3 几何和材料参数

参数	描述	值
E_r	径向排水杨氏模量	15.9GPa
ν_r	径向排水泊松比	0.328
E_z	轴向排水杨氏模量	20.3GPa
ν_z	轴向排水泊松比	0.25
M	Biot 模量	38GPa
α	Biot 有效系数	0.132
ρ_s	固相密度	2000kg/m^3
ρ_f	液体密度 udimitey	1000kg/m^3
μ	动力黏度	$10^{-3}\text{Pa}\cdot\text{s}$
R_a	骨组织内半径	$50\mu\text{m}$
R_b	骨组织外半径	$150\mu\text{m}$
C_p	流体压缩性	$4\times10^{-10}(1/\text{Pa})$

考虑到载荷频率较低，哈弗氏管像蓄水池一样起到储蓄的作用，能够维持流体正常的流进流出，其内的压力可设置为 0，用作参考压力。哈弗氏管的孔隙尺寸远大于骨陷窝-小管孔隙，骨单元壁的孔隙压力可以由此释放。哈弗氏管表面的应力可以忽略不计，这也导致在哈弗氏管处应力为 0 的边界条件。骨单元外壁设置刚性约束（位移为 0），表示骨单元受周围骨间质约束不能移动。如图 5-16(a) 和方程 (5-22)，轴向对称的循环载荷代表纵向压缩的生理运动，其谐波幅值（w）和频率（f）分别为 0.5μm 和 1Hz。在一个周期内的最大轴向应变（ε）发生在 0.5s 时，其幅度为 0.001。

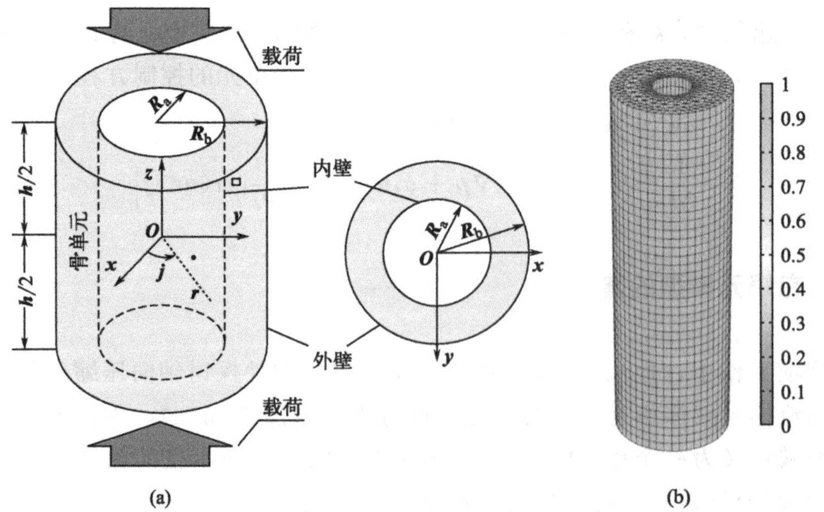

图 5-16 骨单元模型的建立和网格划分

$$w|_{z=\pm0.5mm}=\pm0.00025[\cos(2\pi ft)-1][mm] \tag{5-26}$$

如图 5-15(b) 所示，借助扫掠的网格剖分方法来生成精确有效的有限元网格，网格包含 20880 个单元。最小单元质量：0.6015；平均单元质量：0.8474。

5.9 骨陷窝形状和方向对其液体流动的影响

5.9.1 骨陷窝形状的影响

如图 5-17 是具有不同形状骨陷窝的骨单元模型随加载时间的变化，根据本书的加载形式，当 $t=0.25\text{s}$ 时，应变率达到最大值 0.001s^{-1}，骨单元内孔隙液体压力和流速的变化规律有最大响应，这与之前的研究相同。图 5-18 绘制了 $t=0.25\text{s}$ 时考虑不同形状骨陷窝 CUPC 的骨单元孔隙压力及流速的分布。在轴向的对称载荷下，参考模型呈现的是对称分布与之前的研究结果吻合。

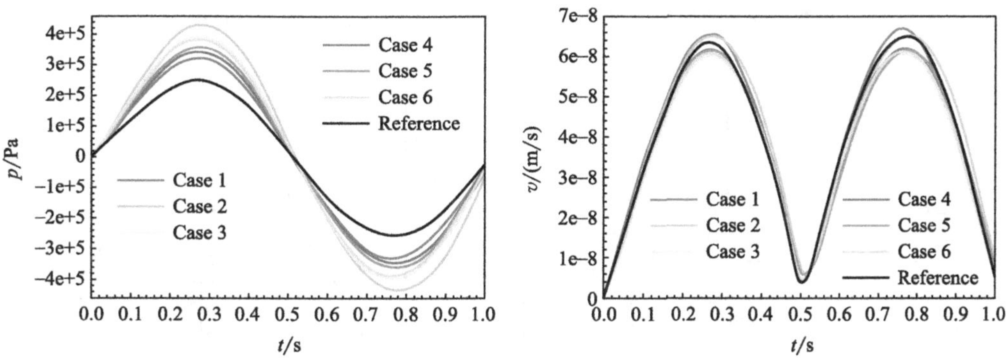

图 5-17　组 1 和参考模型在位移载荷下的时程曲线

如图 5-18 所示，由于内部骨陷窝形状的不同，组 1～组 6 的液体的压力和流速（靠近哈弗氏管部位较为明显）的大小与分布规律均与参考模型有较大差别，且最大的孔隙压力值均大于参考模型。这说明在骨陷窝体积相同的情况下，形状的差异程度会影响压力和流速的大小和分布规律。组 1、组 2 和组 5 的骨陷窝形状都是扁平形的，组 3、组 4 和组 6 的骨陷窝形状都是伸长形的。组 1、组 2 和组 5 的压力和流速在分布上与参考模型有些类似，沿着 y-z 面和 x-z 面的分布差异不大。组 3、组 4 和组 6 的模型的压力和流速在 y-z 面和 x-z 面的分布差异较大。

从图 5-19 可以看出，在 $t=0.25\text{s}$ 时，组 1 参考模型的压力和流速分别为 $3.21\times10^5\text{Pa}$、$4.29\times10^5\text{Pa}$、$3.9\times10^5\text{Pa}$，$3.43\times10^5\text{Pa}$，$3.57\times10^5\text{Pa}$，$3.84\times10^5\text{Pa}$，$2.51\times10^5\text{Pa}$ 和 $6.34\times10^{-8}\text{m/s}$ 和 $6.57\times10^{-8}\text{m/s}$，$6.5\times10^{-8}\text{m/s}$，$6.81\times10^{-8}\text{m/s}$，$6.74\times10^{-8}\text{m/s}$，$6.4\times10^{-8}\text{m/s}$，$6.72\times10^{-8}\text{m/s}$ 和 5.85×

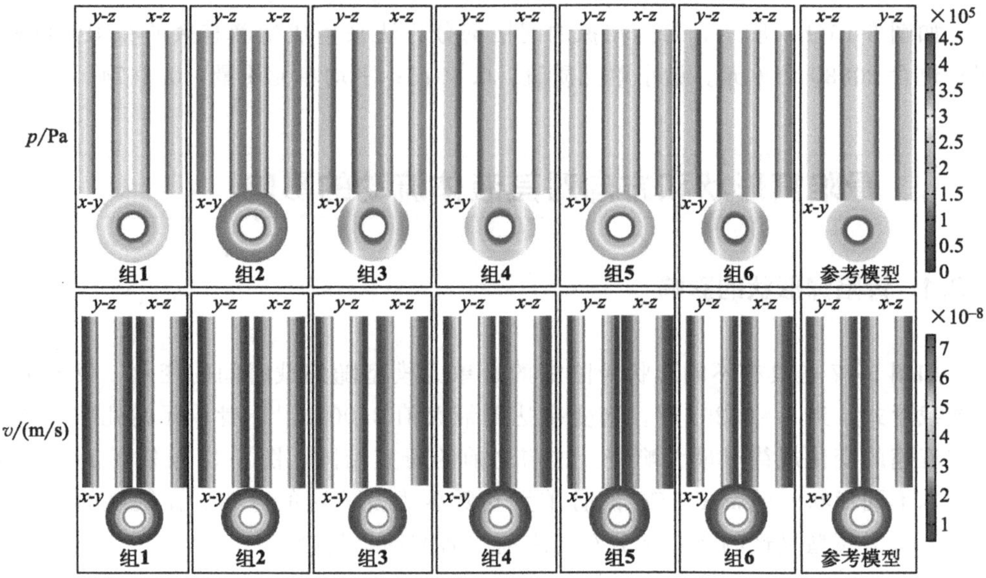

图 5-18 骨陷窝形状影响下的骨单元孔隙压力及流速的分布

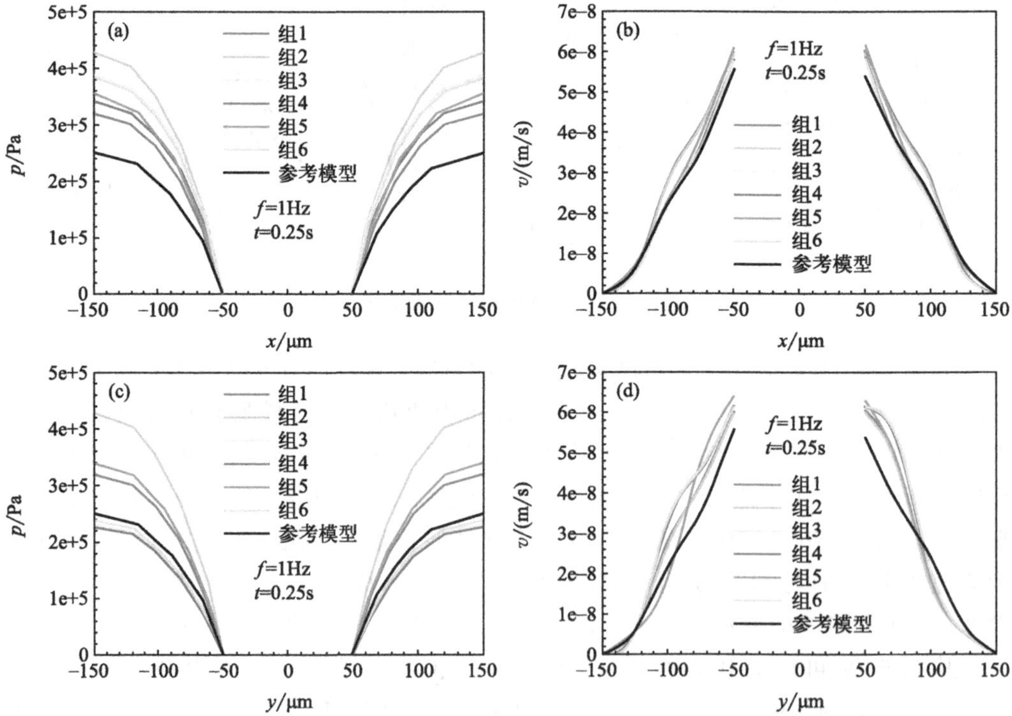

图 5-19 骨陷窝形状对骨单元孔隙压力和流速沿着不同方向的影响

10^{-8}m/s。在不同组模型中，组 2 和组 4 模型沿 y 轴的压力差距最大，增加了 86%，组 5 和参考模型沿 y 轴流速差距最大，增加了 18%。在单个组模型上，组 1、组 2、组 5 和参考模型沿 x 轴和 y 轴的最大压力和流速差别不大，而组 3、组 4 和组 6 沿 x 轴和 y 轴的压力有明显区别，分别增加了 62%、47%和 58%，而流速差别不大。

5.9.2 骨陷窝方向的影响

图 5-20 绘制了 $t=0.25$s 时考虑具有不同方向骨陷窝 CUPC 的骨单元孔隙压力及流速的分布。在我们所研究参数范围内，0°～90°模型的液体的压力和流速的大小与分布规律均有较大差别。随着骨陷窝旋转角度的增加，其沿着 y-z 面和 x-z 面的压力分布差距越大。30°、45°、60°模型的流速在哈弗氏管处出现流速局部增大的情况。

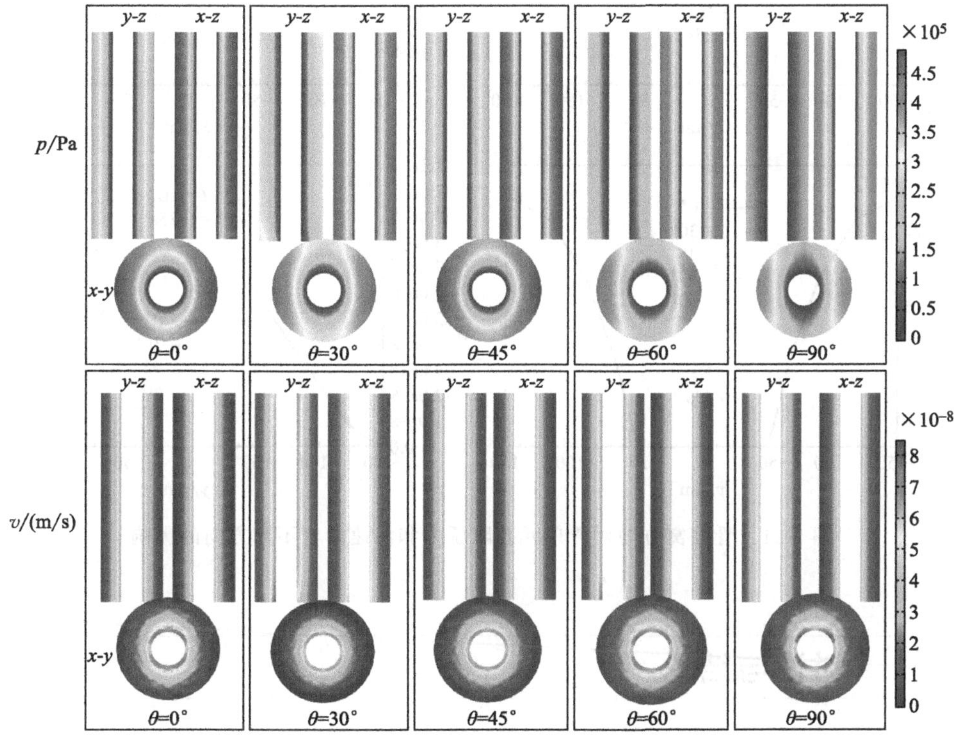

图 5-20 骨陷窝方向影响下的骨单元孔隙压力及流速的分布

由图 5-21 可以看出，骨陷窝在 0°～90°的旋转过程中导致骨单元的模型的压力值逐渐减小。在 y 轴方向上 30°、45°和 60°的模型流速出现明显的不均匀分布。渗透率的主值方向与坐标轴方向出现偏转，即液体流动主方向（x'、y'和 z'方向）与骨胶原纤维方向（x、y 和 z）成 θ 角时会导致骨组织内压力和流速大小和分布规律的变化。根据我们所选择的骨陷窝（$a=15\mu m$，$b=9\mu m$，$c=3.9\mu m$）及其偏转的角度（绕 x 轴偏转 0°～90°），不同模型之间的最大压力和流速有着较大差异，其中 0°沿 y 轴的压力比 90°增加了 125%；30°沿 y 轴的流速比 90°增加了 56%。同一模型中由于偏转角度的不同，沿不同坐标轴方向最大压力和流速也存在着较大差异，其中 60°模型 x 轴上的最大压力比 y 轴上增加了 58%；30°模型沿 y 轴上的流速比 x 轴上增加了 50%。可见，骨陷窝角度的不同，可明显使得局部的压力和流速发生改变。

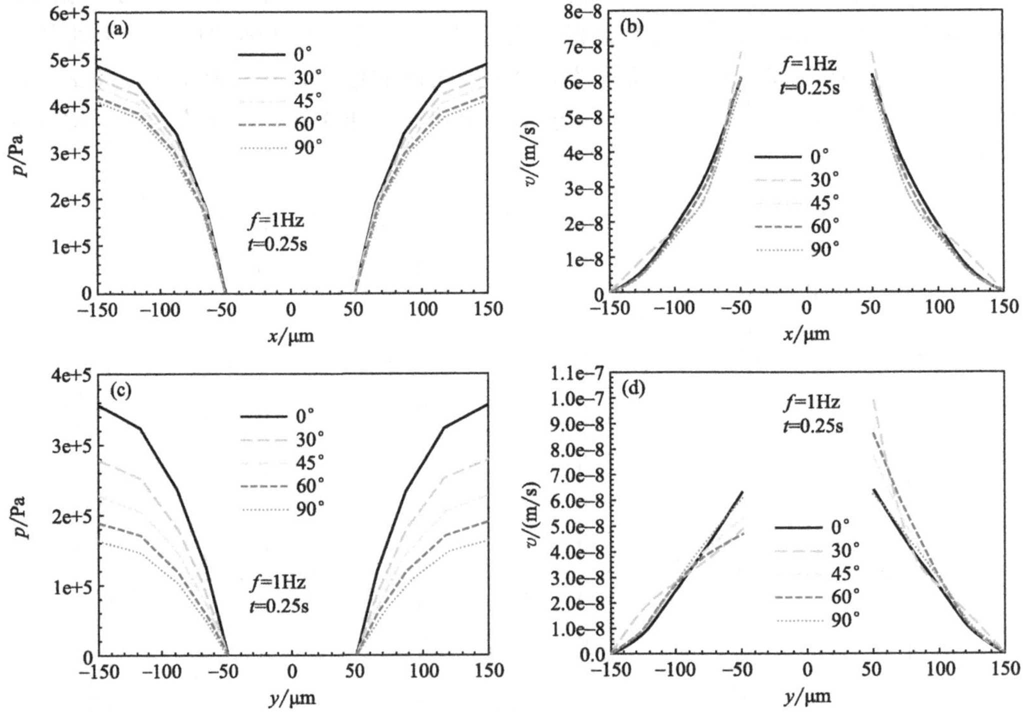

图 5-21　骨陷窝方向对骨单元孔隙压力和流速沿着不同方向的影响

5.10 讨论与结论

骨组织是一种具有复杂层级结构的生物复合材料，其内部存在多级孔隙结构。本书建立了一种骨组织的多尺度多孔弹性有限元模型并用来描述其内部液体在不同层次上的流动行为。该模型模拟了骨在正常生理活动的载荷条件下，由骨基质的变形和压力梯度引起的间质流体流动，分析了骨在不同尺度不同部位的液流信号传导。

虽然骨内有多级孔隙结构，但是能显著地影响骨组织细胞的生物学响应的主要与 2 种层次的孔隙有关，一是血管孔隙，二是骨陷窝-小管层次。两者尺度相差 2～3 个数量级。本书在宏观上考虑了血管孔隙，在宏细观上考虑了骨陷窝-小管孔隙。血管孔隙压力明显要比骨陷窝-小管孔隙压力小。这可能由于血管孔隙要比骨陷窝-小管孔隙大几个数量级，有足够大的空间使液体通过扩散快速地释放孔隙压力，从而维持较低的孔隙压力。而骨陷窝-骨小管孔隙因为具有较小的孔隙导致液体压力较难释放，从而一直保持较高的孔隙压力。以前的研究经常把血管孔隙的孔隙压力看成零，而考虑到在前文计算中证实当血管渗透率与骨陷窝-小管渗透率相差在 3 个数量级以内时，血管的孔隙压力对骨陷窝-小管孔隙压力会有明显的影响，但当两个尺度差距在 3 个数量级及以上时，血管孔隙压力相对于骨陷窝-小管的孔隙压力可以忽略不计的特点，结合两级孔隙之间的压力梯度对于两级孔隙之间的液体交换，物质运输和信号传导有重要作用，建立包含血管孔隙压力的骨组织多尺度模型可为解析生理载荷下骨组织的流体力学行为提供了更精确的框架，尤其适用于病理状态（如骨质疏松、高血压）中血管和骨陷窝-小管渗透率改变的情况。

由于骨组织的多层次性，微观结构与整个宏观和宏细观结构相比其尺寸要小几个数量级，有时无法使网格在捕获宏细观模型整体特性的同时以高精度解析微观结构。如果整体细化网格，那么会显著增加求解难度。于是在本书中我们引进了多尺度方法。首先，求解包括微观结构的宏细观模型，利用粗网格（网格足以捕获结构刚度）对整个模型进行分析，以获取总体趋势并识别模型的关键部分。在第二个分析中，在所选择的微观结构周围区域创建一个局部模型（微观模型）$100\mu m\times21\mu m\times21\mu m$ 的长方体，使用细化网格并使用宏细观模型中的位移和压力作为边界条件将宏细观模型的全局效应转移到微观模型中进行求解。为了验证多尺度模型的正确性，我们检查了切面处的应力、压力和流速的状态，微观模型在该位置使用了由宏细观模型中的结果指定的位移和孔隙压力。比较结果如图 5-5 所示。结果几乎完美匹配，这表示微观模型上的设置是正确的。图 5-5 中宏细观模型的切面显示应力，压力和流速未得到很好的求解，相邻单元之间存在明显跳跃。在微观模型的相应图（图 5-5）中，所有结果都进行了很好地求解。宏细观模型中结果与微观模型有差异，这是因为宏细观模型中骨陷窝和骨小管位置网格要比单独求解的微观模型要粗。宏细观模型与微观模型的结果差异不大。然而，在骨的解剖结构中，骨组织还有更细化的结构。如果要在整个宏细观模型的所有骨单元中创建微观结构，计算将需要大量的计算资源。在目前的例子中，全模型由大约 30 万自由度组成，而子模型由 18 万自由度组成。

为了保证宏细观和微观模型材料参数的连续性，在两个尺度上我们都根据 Kozeny-like 定律利用相同的骨陷窝-小管的特征孔径、孔隙率和弯曲度来表示骨陷窝-小管的渗透性。当渗透率由 $1\times10^{-18}m^2$ 减小到 $1\times10^{-19}m^2$ 和 $1\times10^{-20}m^2$ 的过程中，渗透率每减少一个数量级压力会增加一个数量级，而流速基本维持在一个数量级。这可能由于骨内液体流量不变，随着渗透性的降低，阻碍了流体的自由流动和孔隙压力的释放，从而使孔隙压力增加。而流体速度结果可以解释为，随着渗透性的降低抑制了骨内流体流动，而骨压力梯度的相应数量级增加，维持了流体速度的大小，从而维持了骨内的代谢平衡。

在宏观尺度上孔隙压力和液体流速由骨内膜沿着骨组织半径到骨外膜有增大的趋势，而在宏细观尺度上骨组织中间部位的压力和流速幅值基本一样，这说明，骨单元内哈弗氏管等大孔径孔隙对压力和流速的整体分布有较大影响。靠近外膜附近的骨单元内的流体速度越大，说明骨细胞感应到的流体刺激可能越强，这可能会导致骨组织的外层区域的骨重建等生理活动要比内侧的活跃，事实上外骨膜的成骨作用要比骨髓和骨内膜更重要，且是骨修复、骨愈合过程中关键的细胞贡献者，其内有丰富的多功能干细胞以及调控细胞行为的分子因子。而在 $1\times10^{-20}\,m^2$ 数量级的渗透率下骨外膜附近的压力和流速要明显小于中间部位的压力和流速，这再次说明渗透性的降低抑制了骨内流体流动，且渗透率小于一定程度后骨压力梯度的增加可能会无法维持流体速度的大小，这对临床上制作和选择骨的多孔支架或替代物有重要的参考意义。

在一个骨单元内压力梯度在哈弗氏管和靠近哈弗氏管的第一个骨陷窝之间有最大值，而在第一个骨陷窝后压力梯度急剧下降。因此，与靠近哈弗氏管的骨细胞相比，位于哈弗氏管较远处的骨细胞的剪切应力水平显著降低。而骨细胞与骨细胞之间又通过骨小管网络相互链接，所以感受到的剪切应力不足的骨细胞可通过细胞间信号分子从处于高剪切应力位置的细胞获得信号并作出响应。从图 5-6 中可以看出，骨小管中的压力梯度要明显大于骨陷窝，这是因为骨陷窝的尺寸要比骨小管大，其更大的渗透性使得孔隙压力传到骨陷窝中得以释放。相应的在一个骨单元内流体速度在哈弗氏管和第一个骨陷窝之间有最大值，而后流速逐渐减小。

骨陷窝处的流体速度要明显大于与其相邻的骨小管的流体速度，而骨陷窝材料中的剪切应力要明显小于骨小管，这可能由于与骨陷窝结构相关的大孔隙性高渗透性有关。最大剪应力出现在骨小管与骨陷窝相邻的位置，这与以前的研究一致，可能是因为骨小管内的突触被认为是感受流体剪切应力的主要传感器。总体上来看，靠近骨内膜和骨外膜部位的骨单元内的骨陷窝和骨小管的压力、流速和切应力有明显不同，这可能是由于骨外膜和骨内膜与骨组织进行重要的物质交换、信号传递等，骨外膜主要负责与骨形成有关的活动，而骨内膜主要负责与骨吸收有关的活动，两者相辅相成，维持皮质骨厚度在一定程度上的稳定性。在一个骨单元内，压力、流速和流体切应力沿着骨单元半径由哈弗氏管到粘合线方向有一个减小的趋势。

骨组织是一个完整的分层结构系统，而骨内液体流动大多涉及骨陷窝和骨小管尺度。以前的研究多是把骨陷窝和骨小管单独拿出来施加不同的边界条件，这可能会导致骨陷窝和骨小管处在不同力学环境，而本书提出的多尺度方法能更加准确地反映骨陷窝和骨小管所处的生理环境。

骨组织的渗透率是骨陷窝-小管流体流动空间的渗透率，不能脱离流体流动通道独立存在，也不可简单矢量合成。本书首先通过估计不同形状和方向的骨陷窝中骨小管的数量，其次利用这些骨小管的三维分布以及骨组织其他微结构参数（骨陷窝密度、骨小管半径和骨细胞突触的半径等）来计算骨组织的渗透率和孔隙率等参数，最后根据计算所得的参数建立骨单元的多孔弹性有限元模型。结果表明，由于骨陷窝形状和方向的不同对骨单元内液体压力和流速的大小和分布规律有着明显的影响。

孔隙压力是骨陷窝-小管系统中的一种重要负荷诱导现象，它在很大程度上影响骨细胞生长，分化和化学物质运输。骨陷窝的形状和方向发生变化时，孔隙压力行为有着明显的改变。具体来说，对于形状改变的模型，组 3、组 4 和组 6 在 x 和 y 方向上的压力差距最大，而组 1、组 2、组 5 和参考模型差距不大。这种情况和骨陷窝形状的改变引起的渗透率的各向异性有关，可以发现，组 3、组 4 和组 6 模型在 x 和 y 方向的渗透率差了一个数量级，而组 1、组 2、组 5 和参考模型在 x 和 y 方向的渗透率在一个数量级且差距不大。而在 z 方向上所有的模型的压力都没有明显的变化，这是因为负载诱导产生孔隙压力的机制使得液体通过骨陷窝-小管流入哈弗氏管，使孔隙压力得到释放，即骨单元内液体的主要流动是在骨单元外壁和哈弗氏管之间，而在 z 方向上几乎没有流动。

对于角度不同的模型，我们设定的是骨陷窝绕 x 轴旋转 θ 角。实际上，两个坐标系中 x 轴与 x' 轴是重合的，因此骨单元在 x 方向上的渗透率是相同的，沿 x 轴上的压力变化远小于沿 y 轴的变化，在 y 方向的渗透率变化大约在一个数量级左右。在 y 轴方向上 0°～90°的模型的渗透率是逐渐增大的，其压力是逐渐减小的。在 30°、45°和 60°时，骨中胶原纤维的方向与骨陷窝的方向不在一个方向，会导致 y-z 方向的渗流行为，引起流速局部增大的情况。总体来看，压力大小的变化与渗透率有很大相关性，随着渗透率的减小，压力有增大的趋势。

虽然骨陷窝方向的改变，使得 30°、45°和 60°模型局部的流速发生较大的变化，但就整体来看，骨陷窝形状和方向的改变对流速的影响都不超过一个数量级。这种现象可以解释为，渗透性由 $1\times10^{-20}\mathrm{m}^2$ 降低到 $1\times10^{-21}\mathrm{m}^2$ 的过程中抑制了流体流动，但孔隙压力和压力梯度相应地增加维持了流体速度的大小，从而维持了骨陷窝-小管内正常的对流运输，因此骨内达西流速变化不大。

在典型的人类日常生理活动的载荷（$1\times10^3\mu\varepsilon$）和频率（1Hz）下，我们分别计算出了各向异性骨陷窝-小管孔隙的最大孔隙压力和流速响应，范围从 $2.6\times10^5\mathrm{Pa}$ 到 $4.8\times10^5\mathrm{Pa}$，流速范围从 $4.7\times10^{-8}\mathrm{m/s}$ 到 $9.8\times10^{-8}\mathrm{m/s}$。压力的大小足以驱动流体跨皮质流动（大于 $6\times10^3\mathrm{Pa}$）。流速大小也足以直接刺激骨细胞（大于 $2\times10^{-8}\mathrm{m/s}$）。每一个骨单元（哈弗氏系统）都可以充当其自身的排水系统，并通过哈弗氏管释放因骨组织变形产生的孔隙压力。尽管单个骨单元在整体骨组织中受到骨外膜到骨内膜产生的跨皮质压力梯度的影响，但一个哈弗氏系统产生的局部的压力梯度完全可以控制本身骨陷窝-骨小管流体的流动。因此，本书未考虑相邻骨单元之间的耦合程度，选用不透水的黏合线计算孔隙压力和速度大小是符合生理值要求的。

我们研究的一个局限性是骨小管被理想化为直管。实际上，骨细胞突触是通过弯曲的小管从骨陷窝延伸到 CUPC 表面。这项研究没有考虑到骨小管弯曲的影响，因为精确计算弯曲的骨小管非常困难。这个限制可以在模型的下一步改进中解决。另一个局限性是本书把骨单元看成由一个个相同的 CUPC 组成，但是实际上每个 CUPC 内的骨陷窝形状和方向会有区别，这将引起局部的液体流动的变化。虽然理论上模型需要确定每个 CUPC 内骨陷窝的形状和方向，但据实验观察了解到，在骨组织的一定区域内骨陷窝的形状是类似的，且骨中胶原纤维的方向与骨陷窝的方向有一定的相关性。这样的区域大到包含一个或者几个骨单元大小，因此本书的结果可用于建立骨单元的各向异性多孔弹性有限元模型。因此，只要确定所分析的特定区域内骨陷窝形状和方向，就可以把本书中计算的各向异性渗透率应用到有限元模型中，以求解载荷诱导的孔隙压力和速度场。

本章提出了一种根据骨陷窝形状和方向估计骨单元内骨陷窝-骨小管孔隙各向异性渗透性的方法，并通过确定的骨陷窝-小管渗透率来描述骨单元内液体各向异性的流动。结果表明，骨陷窝的形状和方向以及骨小管的三维分布情况是决定骨陷窝-小管孔隙内液体流动的各向异性程度的重要参数。形状不同的模型最大压力和流速的差异分别可达 86%和 18%；方向不同的模型最大压力和流速的差异分别可达 125%和 56%。本书的研究对进一步理解骨力传导机制和一些像骨质疏松之类的骨质疾病具有重要参考价值。

第六章 总结与展望

6.1 工作总结

骨是具有多层次的分层级性质的多孔材料，例如皮质骨内的骨间质-骨单元群和骨陷窝-小管系统。当生理载荷由宏观传递到微观的过程中，骨组织会产生变形诱导骨液流动，骨液流动会产生一系列效应诱导骨内细胞发出骨形成和骨吸收指令，从而使骨组织适应外部力学环境。骨组织的不同层级之间的功能单元会表现出不同的性质，但相互之间又有紧密的联系，使得骨组织可以执行统一的力学、生物和化学功能，如支撑、保护、运动、骨重建和化学离子平衡等。在实现这些功能的过程中，骨内应力应变分布及液体流动扮演着重要角色。本书基于多孔弹性理论构建骨组织内液体流动刺激信号的跨尺度传导模型，探讨了不同尺度的不同生物功能单元的骨细微观的结构及材料属性的变化对应力应变场和液流刺激信号传导的影响，进一步探索流体产生的力学信号刺激对骨细胞生长和分化的微观作用机制。主要工作内容和结论如下：

1. 宏观尺度

在宏观尺度上考虑了骨髓腔到骨外膜之间的皮质骨部分，应用多孔介质弹性力学原理分别建立了整体节段骨组织的理论模型和有限元模型，通过对比两种模型，验证所建模型的有效性，并且研究了生理载荷条件下宏观骨组织内部孔隙压力和流动分布，从而架起了骨组织内应力应变场和液体压力流速场与力学环境之间的关系。主要结论如下。

(1) 理论模型和有限元模型基本吻合验证了模型的正确性。

(2) 在周期性生理载荷作用下，宏观骨结构层次上液体压力和液体流速都呈现周期性变化，且在开始两个周期内，压力和流速的峰值有较大的波动。

(3) 在宏观层次上主要考虑的是血管孔隙，渗透率在 $10^{-13}\,m^2$ 和 $10^{-17}\,m^2$ 之间，随着渗透率的减小，压力和流速增大。

（4）当宏观和宏细观孔隙尺度相近的时候，宏观的孔隙压力会对宏细观的孔隙压力产生较大影响。

2. 宏细观尺度

在宏细观尺度上忽略了骨髓腔及骨单元内哈弗氏管的存在，并且重点分析和比较骨内膜到骨外膜的皮质骨中各个功能单元的液体压力、流速、应力和应变的变化规律。主要结论如下。

（1）受周期性的载荷的影响，骨组织各处的孔隙压力，流速，应力和应变和呈现周期性的变化，且孔隙压力和流速在应变率达到最大时（$t=0.25$s）有最大响应，应力和应变在位移达到最大时（$t=0.5$s）有最大响应。这样导致骨单元内液体的周期性往返流动。这样有利于埋藏在固体基质内的骨细胞-小管充分吸收和代谢液体中的营养物质，也有利于骨改变其内部微结构以适应外部力学环境。

（2）骨外膜附近的压力和流速的峰值与其他部位有着明显不同，骨内膜附近的压力和流速峰值要明显小于其他部位，而在骨外膜和骨内膜中间部位的骨单元及间隙组织的峰值则相差不大。这意味着骨外膜附近、骨内膜附近和中间部位骨单元及间隙组织内的骨细胞所感受到的流体刺激有很大不同。因此在这三个区域的骨细胞所接收和传递的信号也会不同，这些部位的骨组织可能会表现出不同的力学性质。

（3）骨外膜和骨内膜处的应力峰值要明显小于其他部位，应变峰值要明显大于其他部位，因此骨外膜和骨内膜处会有更大的应变梯度。骨间质上的应力是最高的，这样容易对骨单元产生应力遮挡效应，可以有效地保护骨单元及其包裹着的骨细胞-小管。

（4）在宏观模型骨单元层次上，靠近骨膜的骨单元（1 号和 8 号骨单元）的压力和流速与骨组织中间部位的骨单元（2～7 号骨单元）有明显的差别。1 号和 8 号骨单元沿着哈弗氏管呈现明显的不对称分布，而 2～7 号骨单元沿着哈弗氏管呈现对称分布，这说明，1 号、8 号与 2～7 号骨单元内的骨细胞会接收和传递不同的流体刺激信号。

（5）无论何时间隙组织上和骨单元外壁处的流速都小于 2×10^{-8}m/s，这意味着流体流动产生的流体刺激太小几乎不会引起骨的力传导响应，这可能与间隙组织和粘合线处上几乎不存在骨细胞有关。

（6）渗透率的减小一个数量级，峰值孔隙压力增加一个数量级，而流度始终保持在一个数量级。

（7）渗透率在 10^{-18}m^2 和 10^{-19}m^2 数量级下靠近骨内膜的压力和流速要明显小于其他部位，靠近骨外膜附近的峰值压力和流速要明显高于其他部位。而在渗透率在 10^{-20}m^2 下靠近骨内膜和骨外膜的峰值压力和流速多明显低于其他部位。在任何一种渗透率下，骨组织中间部位的峰值压力和流速都没有明显差别。

3. 细观尺度

在细观尺度上分为两个方面来研究。首先是骨单元形态。骨形态的改变是由很多因素造成的，如年龄、活动水平和骨质疏松症等，但对这些改变是怎么影响骨的生物力学性能和骨内溶质运输却知之甚少。本书旨在用计算的方法探讨骨单元形态与骨单元多孔弹性响应之间的关系。我们充分考虑了骨单元的各种形态并重点研究骨单元形态参数对其孔隙压力和速度的影响。在本书中，研究观察了生理载荷作用下骨单元的形状、横截面曲率、横截面面积及壁厚对骨单元内液体流动的影响。其次是骨单元骨板层。由于骨单元内矿物质含量及胶原纤维排列方向的不同，不同骨板层上的材料参数有很大差异，在细观模型中细化了骨单元的骨板层（10 层）、骨间质、黏合线，并考察了弹性模量和渗透率对其多孔弹性行为的影响。主要结论如下。

（1）由于细观模型尺度与宏观和宏细观差距较大，所以在细观模型上应用了子模型法，并对模型进行验证。包含细观模型的宏细观模型界面的应力、应变、压力和流速都与应用子模型法的细观模型差距很小，充分证明了细观模型的正确性。

（2）通过比较不同形状的模型，骨单位的形状对孔隙压力和速度的幅值有轻微的影响，椭圆形骨单元的压力和流速峰值点要稍大于圆形骨单元。在椭圆形模型的同一骨板层上孔隙压力和速度有很大的不同。通过计算相同的骨板层上不同点的孔隙压力和速度，我们发现压力和流速随骨板层截面曲率的增加而线性增大。比较不同横截面积和相同壁厚的模型，我们发现较大的横截面积引起较小的孔隙压力和流速。孔隙压力和速度随骨单元壁厚的增加而增大。并且结果表明，壁厚对骨单元多孔弹性行为响应的影响大于横截面积。

（3）骨板层上弹性模量的变化对应力应变场和压力流速场都产生了较大影响。骨板层上 3 种不同的弹性模量分布会使得骨板层在生理载荷的作用下产生不同的应力分布，根据 Wolff 定律，骨可以根据其外部力学环境改变其内部微结构，因此应力分布的不同会导致骨单元内部微结构的变化。

（4）渗透率的不均匀分布对孔隙压力和速度的产生显著的影响，但是对应力和应变几乎没有影响。骨板层上渗透率的变化对流速的影响比压力更加明显，随着渗透率的减小，压力有明显增大，而骨板层上渗透率的不同不会引起流速在骨板层上明显的变化，但是会导致骨单元整体流速的分布的不同。

4. 细微观尺度

在细微观尺度上，首先利用骨陷窝-骨细胞的密度，形态和方向等参数来计算骨单元内液体的流动行为。其次，计算出不同形状和方向的骨陷窝周围骨小管的数量及分布情况。再次，利用算出的参数以及骨组织其他微结构数据来估计骨组织的渗透率和孔隙率等参数。最后，根据计算所得的参数建立骨单元的多孔弹性力学有限元模型，并分析了在轴向位移载荷作用下骨陷窝形状和方向对骨单元内液体渗流行为的影响。

根据骨小管和骨陷窝显著的独特结构参数分离骨陷窝和骨小管。在细微观尺度上首先分析了骨陷窝和骨小管的孔隙压力，液体流速和流体切应力对渗透率的敏感性，其次分析了沿着骨组织半径方向和沿着骨单元半径方向骨陷窝和骨小管的孔隙压力，液体流速和流体切应力的变化规律。主要结论如下。

(1) 在所研究的参数范围内不同骨单元模型的相同区域上，骨陷窝形状影响下的骨单元最大压力和流速比最小的分别增加了86%和18%；骨陷窝方向影响下的最大压力和流速比最小的分别增加了125%和56%。伸长形骨陷窝对单个骨单元局部压力的影响远大于扁平形和圆形骨陷窝。骨陷窝从0°绕 x 轴旋转到90°过程中压力是逐渐降低的，且30°、45°和60°的模型对骨单元内局部流速有显著影响。

(2) 骨陷窝和骨小管内峰值压力对渗透率表现成高度的敏感性，渗透率小一个数量级则孔隙压力增大一个数量级。渗透率梯度变化也对流速产生明显影响，但其影响程度弱于对压力的作用，流速始终维持在同一数量级范围内。

(3) 骨陷窝和骨小管衔接部位的压力有明显的波动，且最大压力梯度都发生在与哈弗氏管靠近的第一个骨陷窝和骨小管之间，然后越靠近骨单元外壁压力梯度越小。骨陷窝和骨小管部位的压力和流速有明显的波动，这是因为骨陷窝和骨小管的孔隙尺度不同。

(4) 在一个骨单元内最大流速都发生哈弗氏管壁和邻近的第一个骨陷窝和骨小管之间，然后越靠近骨单元外壁流速越小。骨陷窝处的流速明显大于骨小管。

(5) 骨陷窝和骨小管的切应力随着渗透率的减小而增大，且表现出对渗透率的高度敏感性。骨陷窝和骨小管部位的切应力有明显的不同，骨小管处的切应力要明显大于骨陷窝，骨小管与骨陷窝的衔接部位的切应力要明显大于同一区域内的骨小管和骨陷窝的切应力。在一个骨单元内最大切应力都发生哈弗氏管壁和邻近的第一个骨陷窝和骨小管之间，然后随着靠近骨单元外壁，切应力有一个减小的趋势。

(6) 三个渗透率尺度下1号骨单元内靠近骨内膜一侧的骨陷窝和骨小管峰值压力，流速和切应力都要明显小于其他部位，在渗透率 $10^{-18}\mathrm{m}^2$ 和 $10^{-19}\mathrm{m}^2$ 下8号骨单元内靠近骨外膜附近的峰值压力，流速和切应力要明显大于其他部位，而 $10^{-20}\mathrm{m}^2$ 渗透率下的8号骨单元靠近骨外膜附近的峰值流速要明显小于另一侧。

6.2 主要贡献及创新点

近年来人们对骨内液体流动的形式及其生物学作用的研究越来越深入，并且在理论、实验、数值模拟等不同方面取得了大量成果。尽管如此，该领域仍然存在一些重要问题尚未解决。由于骨是具有多层次的分层级性质的多孔材料，不同层级之间的功能单元会表现出不同的性质。许多研究者试图通过建立单一的理想化的几何模型来阐明骨内液体流动的机制，并且对边界条件作了一定的简化，实际上这样的理论预测结果并不能精准地反映骨组织内不同层次的液体流动情况。在以前的研究中，骨组织多尺度建模多为弹性固体模型，未考虑液体流动的影响，本书建立了骨的多孔弹性力学模型，将固体和液体耦合起来，重点研究液体参与下骨内力传导机制，并探索了载荷信号传递到骨细胞尺度时，液体的重要作用。

在以往研究骨单元内的液体流动时，研究者们经常把骨单元当成均质的多孔弹性材料，而实际上由于组成骨板层的胶原纤维方向的不同和骨陷窝-小管在不同骨板层之间分布的差异，不同骨板层上的弹性模量和渗透率是不同的。虽然研究者们针对骨板层做了很多研究，但是同时对骨板层的弹性模量和渗透率进行参数研究的却很少。而在骨单元形态方面，研究者们普遍认为骨组织所受的力学环境是骨单元形态改变的重要因素，但是对骨单元形态改变后的骨单元内液体流动行为却知之甚少。本书基于三维多尺度模型分析了弹性模量、渗透率和骨单元形态变化对其液体流动的影响。研究发现，骨板层弹性模量、渗透率和骨单元形态的改变对其多孔弹性行为都有较大的影响。哈弗氏管周围是易产生应力集中的位置，其高应力和易产生裂纹的性质，实际上可以对骨单元骨细胞形成一种保护，使骨在即使有很多裂纹的时候依然可以行使正常的功能。微裂纹的产生又会对骨内液体流动产生影响，而哈弗氏管周围的骨细胞恰好又可以感受到更大的流体刺激，这可能与哈弗氏管周围的应力集中和易萌生裂纹有一定关系。应力集中和微裂纹的存在，可能会使骨形成功能行使得更加频繁，以增加或维持骨板强度和修复裂纹，这个推测需要进一步的实验论证和考察。年龄增大和骨质疏松等疾病会导致骨单元横截面积增大壁厚变薄，这意味着在相同载荷刺激下，骨单元中的孔隙压力和流体速度越小，骨细胞感受到的刺激可能越小，进而影响骨重建和骨代谢功能，也可能是一些老年骨骼疾病的发病原因之一，这部分内容需要再进一步的研究确认。

以往关于骨陷窝-骨细胞-骨小管的理论研究很多，但大都把研究对象单独拿出来施加载荷和边界条件，这样很难准确反映其真实受力情况。实际上由于宏观整体模型的几何形态及受力状况的差异，当生理载荷作用引起骨基质变形诱导骨液流动时，位于宏观层次不同位置的骨组织可能产生不同程度的变形，进而会使得细观和微观层次不同位置的骨单元和骨陷窝-骨小管结构处于不同的力学环境中。然而如果要在整个宏细观模型的所有骨单元中创建微观结构，将需要大量的计算资源，所以本书对骨组织进行了三维多尺度有限元建模，研究了沿着骨组织半径方向不同位置的骨陷窝-骨小管的压力，流速和流体切应力的变化情况，然后又与宏观尺度模型进行对比分析。本书提出的多尺度方法利用较小的计算资源计算了较复杂的几何模型，能更加准确地反映骨陷窝和骨小管所处的生理环境。

近年来，人们对骨细胞的空间特性（包括密度和形态）以及这些特性与疾病和衰老的潜在关系越来越感兴趣。体外实验研究表明，骨细胞几何形状影响其应变响应。股骨的前侧、后侧、内侧和外侧的骨细胞的密度、形状和方向都有较大差别，其可能原因是与负载的局部变化有关。骨质疏松症已经成为世界范围内的一个严重问题，最近有研究表明患有骨质疏松的病人的骨细胞形状更不规则，骨小管更弯曲。年龄也是影响骨细胞形状的一个重要因素，年龄增大会导致骨细胞面积减小且形状偏扁平。以前的研究一般都认为骨陷窝-骨细胞的方向与骨中胶原纤维的方向一致，即渗透率主方向与坐标轴方向一致。事实上，二者方向会有不一致的情况，这会使得骨内液体流动主方向（即渗透率主方向）与胶原纤维的方向成一定的夹角。骨陷窝-骨细胞-骨小管的这种形态和方向变化会导致骨组织内渗透率的各向异性行为。在进行有限元多孔弹性力学分析时，需要准确量化骨陷窝-小管孔隙的各向异性渗透性来捕捉骨的流体流动行为，才能更真实地预测孔隙压力和流速响应。为了更精确地阐明骨内液体流动的具体形式，本书开发了一种基于骨组织微观结构的多孔弹性力学有限元模型。首先根据骨陷窝的形状、方向和其他微观结构生理参数，计算得到骨的三维渗透率。然后，基于多孔弹性力学理论建立骨单元的有限元模型，计算在轴向载荷作用下骨单元内液体的压力和流速，以期为骨的力传导与骨的功能适应性机制提供一个更深入的理解。

6.3 未来工作展望

（1）本书所采用的多尺度模型是理想化几何模型，实际上这样的理论预测结果并不能反映真实的骨结构，不能准确获得骨内具体微观结构（如骨小梁、骨陷窝-骨小管系统）的局部液体流动信息。未来将通过扫描真实的骨组织样本进行三维重构，得出更真实的几何模型，并进一步量化它们在液体信号传导过程中的生物力学功效。

（2）本书的多尺度模型分为宏观骨组织，宏细观骨间质和骨单元群，细观骨单元和骨板层，细微观骨陷窝-骨细胞和骨小管，实际上在骨陷窝-小管空间内还有一个更小的尺度整合蛋白纤维和整合素。在骨陷窝-小管的流动空间内存在整合蛋白纤维（或者基底膜聚糖纤维）是细胞（突触）响应流体力学刺激信号的重要感受器。这部分的研究需要建立合适的力学模型开展。为此，未来将建立骨小管-骨细胞突触-整合蛋白纤维力学模型，考察细胞周质上的蛋白纤维对液体流速、切应力的影响。基底膜聚糖纤维随着骨的年龄和骨病不同而密度不同，并影响骨小管-骨陷窝系统中的液体流速，从而影响细胞的力感受敏感性及信号传导效率，今后将进一步量化对比 ECM 突触和 PCM 蛋白纤维的信号传导能力，评估其生物力学功效。整合素位于细胞表面，是细胞黏附分子，具有联系细胞外部与细胞内部结构的作用。其位于细胞外的头部是一个球形结构域，由厚度约 20nm 的脂双分子层构成，可与细胞外基质蛋白结合，存在于细胞内的尾部则与肌动蛋白相连，因此其作为跨膜接头在细胞外基质和细胞内肌动蛋白骨架之间起双向联络作用，将细胞外基质同细胞内的骨架网络连成一个整体。整合素与基质蛋白的连接需要二价阳离子的参与，如 Ca^{2+} 、Mg^{2+} 等。整合素还具有将细胞外信号传递向细胞内的作用。当整合素的细胞外结构域同细胞外配体（如纤粘连蛋白或层粘连蛋白）结合时会诱导整合素细胞内结构域的末端发生构型的变化，构型的变化反过来会改变整合素的细胞质结构域末端同相邻蛋白的相互作用，如同黏着斑激酶（FAK）作用，其结果，FAK 会引起一些蛋白质的磷酸化，引起信号放大的效应。甚至在一定条件下，这种信号放大的作用会激发一些基因的表达。整联素（以及其他的一些细胞表面分子）参与的信号转导对细胞的运动、生长和生存都会产生影响。因此整合素对于骨组织内的信号传导具有重要作用，未来建立多尺度模型时需要把整合素考虑进去。

（3）在骨小管-骨细胞突触的流体流动空间内，一定也会发生与液体流动有关的流动电场（信号）、电势效应。所以微液流动腔中的液体将受到压力梯度和电场的双重作用，它们的耦合作用（力-电耦合效应）对液体的流动行为产生什么样的影响？如何驱动液体流动并作用于细胞（突触），进而影响细胞的生长和分化，这可能是力-电耦合作用对细胞生长分化的微观作用机制。未来将在理论建模的基础上，搭建相应的微流控实验平台研究力-电耦合驱动液体流动对细胞（突触）的作用机制，并尝试建立流体切应力和钙水平含量（检测钙生成）的力传导数学模型，完善骨内流体力学信号的微纳观传导机制。

参考文献

[1] Wu X, Zhao T, Wu X, et al. Interstitial fluid flow behavior in osteon wall under non-axisymmetric loading: a finite element study [J]. Journal of Mechanics in Medicine and Biology, 2018, 18 (7): 1-10.

[2] Min S, Lee T, Lee S H, et al. Theoretical study of the effect of piezoelectric bone matrix on transient fluid flow in the osteonal lacunocanaliculae [J]. Journal of Orthopaedic Research, 2018, 36 (8): 2239-2249.

[3] Verbruggen S W, Vaughan T J, Mc Namara L M. Fluid flow in the osteocyte mechanical environment: a fluid-structure interaction approach [J]. Biomech Model Mechanobiol, 2014, 13 (1): 85-97.

[4] 王兆伟，武晓刚，陈魁俊，等．一种力-电协同驱动的细胞微流控培养腔理论模型 [J]. 力学学报，2018，50 (1)：124-137.

[5] Rho J Y, Kuhnspearing L, Zioupos P. Mechanical properties and the hierarchical structure of bone [J]. Medical Engineering & Physics, 1998, 20 (2): 92-102.

[6] Fan L, Pei S, Lu X L, et al. A multiscale 3D finite element analysis of fluid/solute transport in mechanically loaded bone [J]. Bone Research, 2016, 4 (3): 154-163.

[7] Goulet G C, Coombe D, Martinuzzi R J, et al. Poroelastic evaluation of fluid movement through the lacunocanalicular system [J]. Annals of Biomedical Engineering, 2009, 37 (7): 1390-1402.

[8] 武晓刚，于纬伦，王兆伟，等．一种骨小管中液体流动产生的流量及切应力模型 [J]. 力学学报，2016，48 (5)：1208-1216.

[9] Wang X, He Y, Tian S, et al. Fluid shear stress increases osteocyte and inhibits osteoclasts via downregulating receptor-activator of nuclear factor kappa b (rank)/osteoprotegerin expression in myeloma microenvironment [J]. Medical Science Monitor, 2019, 25: 5961-5968.

[10] Middleton K, Kondiboyina A, Borrett M, et al. A microfluidics approach to investigate the role of dynamic similitude in osteocyte mechanobiology [J]. Journal of Orthopaedic Research, 2017, 36 (2): 663-671.

[11] Smalt R G, Mitchell F T, Howard R L, et al. Induction of no and prostaglandin e2 in osteoblasts by wall-shear stress but not mechanical strain [J]. American Journal of Physiology, 1997, 273 (4 Pt 1): E751-758.

[12] Weinbaum S, Cowin S C, Zeng Y. A model for the excitation of osteocytes by mechanical loading-induced bone fluid shear stresses [J]. Journal of Biomechanics, 1994, 27 (3): 339-360.

[13] Wu X G, Chen W Y. Poroelastic behaviors of the osteon: a comparison of two theoretical osteon models [J]. Acta Mechanica Sinica, 2013, 29 (4): 146-155.

[14] Cowin S C. Bone poroelasticity [J]. Journal of Biomechanics, 1999, 32 (3): 217-238.

[15] Smit T H, Huyghe J M, Cowin S C. Estimation of the poroelastic parameters of cortical bone [J]. Journal of Biomechanics, 2002, 35 (6): 829-835.

[16] Oftadeh R, Connizzo B K, Nia H T, et al. Biological connective tissues exhibit viscoelastic and poroelastic behavior at different frequency regimes: application to tendon and skin biophysics [J]. Acta Biomaterialia, 2018, 70 (1): 249-259.

[17] Wu X, Chen K, Wang Z, et al. An analytical poroelastic model for laboratorial mechanical testing of the articular cartilage (Ac) [J]. Applied Mathematics and Mechanics (English Edition), 2018, 39 (6): 813-828.

[18] Yu W, Cen H, Wu X, et al. Finite element study of the effect of osteon morphology variation related ageing, osteoporosis, or physical activity level on its poroelastic behaviors [J]. Journal of Hard Tissue

Biology，2018，7 (4)：333-342.

[19] Chen Y，Wang W，Ding S，et al. A multi-layered poroelastic slab model under cyclic loading for a single osteon [J]. Biomedical Engineering Online，2018，17 (1)：97.

[20] 章臻，潘巨利．骨膜在骨组织再生中的作用 [J]. 国际口腔医学杂志，2014，41 (03)：351-354.

[21] 梁佳越，金杭颖，李金龙，等．骨膜在骨组织再生中的作用分析 [J]. 现代医学与健康研究电子杂志，2018，2 (07)：73-73.

[22] 刘玉玺．密质骨多尺度微结构及力学行为研究 [D]. 重庆：重庆大学，2017.

[23] 许灿，李明清，王成功，等．皮质骨的多级结构与韧化机制研究进展 [J]. 医用生物力学，2018，33 (3)：273-279.

[24] 安兵兵，张东升．皮质骨各向异性的疲劳裂纹扩展行为研究 [J]. 医用生物力学，2009，24 (S1)：139-139.

[25] 何玲．基于正交各向异性分析的皮质骨钻削的仿真与实验研究 [D]. 天津：天津理工大学，2016.

[26] Akilbekova D，Ogay V，Yakupov T，et al. Brillouin spectroscopy and radiography for assessment of viscoelastic and regenerative properties of mammalian bones [J]. J Biomed Opt，2018，23 (9)：1-11.

[27] Pattin C A，Caler W E，Carter D R. Cyclic mechanical property degradation during fatigue loading of cortical bone [J]. Journal of Biomechanics，1996，29 (1)：69-79.

[28] Cristofolini L，Viceconti M，Cappello A，et al. Mechanical validation of whole bone composite femur models [J]. Journal of Biomechanics，1996，29 (4)：525-535.

[29] Danielle T，Richard C，et al. Intravital imaging of osteocytes in mouse calvaria using third harmonic generation microscopy [J]. Plos One，2017，12 (10)：e0186846.

[30] 李昊，李瑞欣，冷雪，等．皮质骨中骨单元应力集中效应的有限元分析 [J]. 医用生物力学，2017，(6)：500-505.

[31] 吴卫卫．尺桡骨不同部位显微骨硬度与螺钉生物力学性能的研究 [D]. 石家庄：河北医科大学，2019.

[32] 郑利钦，林梓凌，李鹏飞，等．动态载荷下松质骨对骨质疏松性股骨颈骨折断裂力学影响的有限元分析 [J]. 中国组织工程研究，2019，23 (12)：1887-1892.

[33] 方娟．不同力学环境导致宏微观骨结构变化的数值模拟及多尺度实验研究 [D]. 吉林：吉林大学，2016.

[34] Cesar R，Bravo-Castillero J，Ramos R R，et al. Relating mechanical properties of vertebral trabecular bones to osteoporosis [J]. Computer Methods in Biomechanics and Biomedical Engineering，2019，23 (2)：54-68.

[35] Kaminski J，Wit A，Janc K，et al. A methodology for trabecular bone microstructure modelling agreed with three-dimensional bone properties [J]. Advances in Intelligent Systems and Computing，2020，1：217-228.

[36] 尹大刚．密质骨各向异性及其强韧机理研究 [D]. 重庆：重庆大学，2015.

[37] 孟芮，王海芳，续惠云，等．骨细胞功能研究进展 [J]. 细胞生物学杂志，2008 (02)：161-165.

[38] 丁惠锋，汤亭亭．骨细胞网络结构的研究进展 [J]. 医用生物力学，2005 (03)：63-66.

[39] 曾欢，白丁，韩向龙．骨细胞的生物学功能 [J]. 生理科学进展，2014，45 (02)：100-104.

[40] 谷国良，Kalervo H V. 骨细胞的功能：生物学研究和机理探讨 [J]. 中华骨质疏松和骨矿盐疾病杂志，2009，2 (01)：1-12.

[41] 陈晨，张刚，谷铭勇，等．骨细胞网络结构对骨形成和骨吸收的影响 [J]. 中国骨质疏松杂志，2016，22 (01)：120-124.

[42] M Frost H. Skeletal structural adaptations to mechanical usage (satmu)：2. redefining wolff's law：the

remodeling problem [J]. The Anatomical record，1990，3：101.

[43] Pogoda P，Priemel M，Rueger J M，et al. Bone remodeling：new aspects of a key process that controls skeletal maintenance and repair [J]. Osteoporosis International，2005，16：S18-S24.

[44] 武晓刚．骨的多孔介质弹性力学行为及力—电效应研究 [D]. 太原：太原理工大学，2012.

[45] 韦淑萍．高重力对成骨细胞与骨重建的影响及其机理研究 [D]. 北京：军事科学院，2019.

[46] 刘越．小鼠胫骨骨重建中骨形态和力学性能研究 [D]. 大连：大连理工大学，2017.

[47] Cardoso L，Fritton S P，Gailani G，et al. Advances in assessment of bone porosity，permeability and interstitial fluid flow [J]. Journal of Biomechanics，2013，46 (2)：253-265.

[48] Feik S A，Thomas C D L，Clement J G. Age-Related changes in cortical porosity of the midshaft of the human femur [J]. Journal of Anatomy，1997，191：407-416.

[49] M S S. An automated analysis of intracortical porosity in human femoral bone across age [J]. Journal of Bone and Mineral Research，1999，4 (14)：624-632.

[50] V B. CT of the middiaphyseal femur：cortical bone mineral density and relation to porosity [J]. Radiology，2000，1 (217)：179-187.

[51] Cooper D M L，Thomas C D L，Clement J G，et al. Age-Dependent change in the 3D structure of cortical porosity at the human femoral midshaft [J]. Bone，2007，40 (4)：0-965.

[52] Cooper D M L，Matyas J R，Katzenberg M A，et al. Comparison of microcomputed tomographic and microradiographic measurements of cortical bone porosity [J]. Calcified Tissue International，2004，74 (5)：437-447.

[53] Thomas C D L，Feik S A，Clement J G. Regional Variation of intracortical porosity in the midshaft of the human femur：age and sex differences [J]. Journal of Anatomy，2005，206 (2)：115-125.

[54] Bousson V，Peyrin F o，Bergot C，et al. Cortical bone in the human femoral neck：three-dimensional appearance and porosity using synchrotron radiation [J]. Journal of Bone & Mineral Research，2004，19 (5)：794-801.

[55] Bousson V，Meunier A，Bergot C，et al. Distribution of intracortical porosity in human midfemoral cortex by age and gender [J]. Journal of Bone & Mineral Research，2001，16 (7)：1308-1317.

[56] Martínbadosa E，Amblard D，Nuzzo S，et al. Excised bone structures in mice：imaging at three-dimensional synchrotron radiation micro CT [J]. Radiology，2003，229 (3)：921-928.

[57] Kingsmill V J，Gray C M，Moles D R，et al. Cortical vascular canals in human mandible and other bones [J]. Journal of Dental Research，2007，86 (4)：368-372.

[58] Renders G A P，Mulder L，Ruijven L J V，et al. Porosity of human mandibular condylar bone [J]. Journal of Anatomy，2007，210 (3)：239-248.

[59] Schneider P，Stauber M，Voide R，et al. Ultrastructural properties in cortical bone vary greatly in two inbred strains of mice as assessed by synchrotron light based micro-and nano-CT [J]. Journal of Bone & Mineral Research，2007，22 (10)：1557-1570.

[60] Schneider P，Krucker T，Meyer E，et al. Simultaneous 3D visualization and quantification of murine bone and bone vasculature using micro-computed tomography and vascular replica [J]. Microsc Res Tech，2009，72 (9)：690-701.

[61] Tommasini S M，Trinward A，Acerbo A S，et al. Changes in intracortical microporosities induced by pharmaceutical treatment of osteoporosis as detected by high resolution micro-CT [J]. Bone，2012，50 (3)：596-604.

[62] Schneider P，Meier M，Wepf R，et al. Serial fib/sem imaging for quantitative 3D assessment of the osteocyte lacuno-canalicular network [J]. Bone，2011，49 (2)：311.

[63] Sharma D, Ciani C, Marin P A R, et al. Alterations in the osteocyte lacunar-canalicular microenvironment due to estrogen deficiency [J]. Bone, 2012, 51 (3): 488-497.

[64] Wang L, Ciani C, Doty S B, et al. Delineating bone's interstitial fluid pathway in vivo [J]. Bone, 2004, 34 (3): 0-509.

[65] Goulet G C, Hamilton N, Cooper D, et al. Influence of vascular porosity on fluid flow and nutrient transport in loaded cortical bone [J]. Journal of Biomechanics, 2008, 41 (10): 2169-2175.

[66] Li G, Bronk J T, An K N, et al. Permeability of cortical bone of canine tibiae [J]. Microvascular Research, 1987, 34 (3): 302-310.

[67] Carman P C. Permeability of saturated sands, soils and clays [J]. The Journal of Agricultural Science, 2009, 29 (2): 262-273.

[68] Lemaire T, Lemonnier S, Naili S. On the paradoxical determinations of the lacuno-canalicular permeability of bone [J]. Biomechanics & Modeling in Mechanobiology, 2012, 11 (7): 933-946.

[69] Mavko G, Mukerji T, Dvorkin J. The rock physics handbook: tools for seismic analysis of porous media [M]. 2 ed. Cambridge: Cambridge University Press, 2009.

[70] Zhang D, Weinbaum S, Cowin S C. Estimates of the peak pressures in bone pore water [J]. Journal of Biomechanical Engineering, 1998, 120 (6): 697-703.

[71] Wang L, Fritton S P, Cowin S C, et al. Fluid pressure relaxation depends upon osteonal microstructure: modeling an oscillatory bending experiment [J]. Journal of Biomechanics, 1999, 32 (7): 663-672.

[72] Gururaja S, Kim H J, Swan C C, et al. Modeling deformation-induced fluid flow in cortical bone's canalicular-lacunar system [J]. Annals of Biomedical Engineering, 2005, 33 (1): 7-25.

[73] Thibault L. Study of the influence of fibrous pericellular matrix in the cortical interstitial fluid movement with hydroelectrochemical effects [J]. Journal of Biomechanical Engineering, 2008, 1 (130): 1-11.

[74] Anderson E J, Kreuzer S M, Small O, et al. Pairing computational and scaled physical models to determine permeability as a measure of cellular communication in micro-and nano-scale pericellular spaces [J]. Microfluidics and Nanofluidics, 2008, 4 (3): 193-204.

[75] Beno T, Yoon Y-J, Cowin S C, et al. Estimation of bone permeability using accurate microstructural measurements [J]. Journal of Biomechanics, 2006, 39 (13): 2378-2387.

[76] Oyen, L. M. Poroelastic nanoindentation responses of hydrated bone [J]. Journal of Materials Research, 2008, 23 (05): 1307-1314.

[77] Galli M, Oyen M L. Fast identification of poroelastic parameters from indentation tests [J]. Computer Modeling in Engineering & Sciences, 2009, 48 (3): 241-269.

[78] 陈泽彬，霍波．骨内液体流动生物力学的研究进展 [J]. 生物医学工程学杂志，2017，34 (02): 154-159.

[79] Ren L, Yang P, Wang Z, et al. Biomechanical and biophysical environment of bone from the macroscopic to the pericellular and molecular level [J]. Journal of the Mechanical Behavior of Biomedical Materials, 2015, 50, 104-122.

[80] Lee B E J, Shahin log hamsabadi A, Wong M K, et al. A bioprinted in vitro model for osteoblast to osteocyte transformation by changing mechanical properties of the ecm [J]. Advanced Biosystems, 2019, 3 (10): 105.

[81] Qin Y X, Hu M. Mechanotransduction in musculoskeletal tissue regeneration: effects of fluid flow, loading, and cellular-molecular pathways [J]. Biomed Research International, 2014, 2014 (6): 863421.

[82] Gurkan U A, Akkus O. The mechanical environment of bone marrow: a review [J]. Annals of Biomedical Engineering, 2008, 36 (12): 1978-1991.

[83] Wu X G, Chen W Y. A hollow osteon model for examining its poroelastic behaviors: mathematically modeling an osteon with different boundary cases [J]. European Journal of Mechanics, 2013, 40 (1): 34-49.

[84] 武晓刚，王宁宁，岑海鹏，等．血管脉动对骨单元内液体流动行为的影响 [J]. 生物医学工程学杂志，2017，34 (5)：695-701.

[85] Gardinier J D, Gangadharan V, Wang L, et al. Hydraulic pressure during fluid flow regulates purinergic signaling and cytoskeleton organization of osteoblasts [J]. Cellular & Molecular Bioengineering, 2014, 7 (2): 266-277.

[86] Zeng Y, Cowin S C, Weinbaum S. A fiber matrix model for fluid flow and streaming potentials in the canaliculi of an osteon [J]. Annals of Biomedical Engineering, 1994, 22 (3): 280-292.

[87] Cowin S C, Weinbaum S, Zeng Y. A case for bone canaliculi as the anatomical site of strain generated potentials [J]. Journal of Biomechanics, 1995, 28 (11): 1281-1297.

[88] Pathak J L, Bakker A D, Luyten F P, et al. Systemic inflammation affects human osteocyte-specific protein and cytokine expression [J]. Calcified Tissue International, 2016, 98 (6): 596-608.

[89] Nguyen A M, Young Y-N, Jacobs C R. The primary cilium is a self-adaptable, integrating nexus for mechanical stimuli and cellular signaling [J]. Biology Open, 2015, 4 (12): 1733-1738.

[90] Verbruggen S, Mc Garrigle M, Haugh M, et al. Altered mechanical environment of bone cells in an animal model of short-and long-term osteoporosis [J]. Biophysical Journal, 2015, 108 (7): 1587-1598.

[91] 任丽，续惠云，骞爱荣，等．骨细胞微环境仿生模拟技术 [J]. 生物化学与生物物理进展，2014，41 (11)：1126-1134.

[92] 王彬．骨关节系统内溶质输运和关节软骨胞内钙响应的原位示踪研究 [D]. 重庆：重庆大学，2013.

[93] Birmingham E, Grogan J A, Niebur G L, et al. Computational modelling of the mechanics of trabecular bone and marrow using fluid structure interaction techniques [J]. Annals of Biomedical Engineering, 2013, 41 (4): 814-826.

[94] Metzger T A, Niebur G L. Comparison of solid and fluid constitutive models of bone marrow during trabecular bone compression [J]. Journal of Biomechanics, 2016, 49 (14): 3596-3601.

[95] Yilin, Wang, McNamara, et al. A model for the role of integrins in flow induced mechanotransduction in osteocytes [J]. Proceedings of the National Academy of Sciences of the United States of America, 2007, 15: 37

[96] Biot A M. Theory of elasticity and consolidation for a porous anisotropic solid [J]. Journal of Applied Physics, 1955, 26 (2): 182-180.

[97] William J. Direct current electrical bone growth stimulation for spinal fusion [J]. Spine, 1988, 13 (3): 363-365.

[98] 岑海鹏．骨单元多孔弹性力学行为的有限元模拟 [D]. 太原：太原理工大学，2016.

[99] Rémond A, Naili S. Transverse isotropic poroelastic osteon model under cyclic loading [J]. Mechanics Research Communications, 2005, 32 (6): 645-651.

[100] 王玉琨，樊黎霞．载荷强度对受载胫骨中骨陷窝-骨小管系统内溶质输运速率影响 [J]. 医用生物力学，2015，30 (6)：515-520.

[101] Nguyen V H, Lemaire T S. Poroelastic behaviour of cortical bone under harmonic axial loading: a finite element study at the osteonal scale [J]. Medical Engineering & Physics, 2010, 32 (4): 384-390.

[102] Synek A, Pahr D H. Plausibility and parameter sensitivity of micro-finite element-based joint load prediction at the proximal femur [J]. Biomechanics & Modeling in Mechanobiology, 2017, 17 (3): 843-852.

[103] Malachanne E, Dureisseix D, Cañadas P, et al. Experimental and numerical identification of cortical

bone permeability [J]. Journal of Biomechanics, 2008, 41 (3): 721-725.

[104] Croker S L, Clement J G, Donlon D. A comparison of cortical bone thickness in the femoral midshaft of humans and two non-human mammals [J]. Homo, 2009, 60 (6): 551-565.

[105] Heveran C M, Rauff A, King K B. A new open-source tool for measuring 3D osteocyte lacunar geometries from confocal laser scanning microscopy reveals age-related changes to lacunar size and shape in cortical mouse bone [J]. Bone, 2018, 10 (018): 115-127.

[106] Fanchi R J. Directional permeability [J]. Spe Reservoir Evaluation & Engineering, 2006, 11 (03): 565-568.

[107] 张新昌，张西正．骨髓间充质干细胞成骨分化相关通路的研究进展 [J]. 医学综述，2013，19 (21): 3853-3856.

[108] Pfenniger A, Obrist D, Stahel A, et al. Energy harvesting through arterial wall deformation: design considerations for a magneto-hydrodynamic generator [J]. Medical & Biological Engineering & Computing, 2013, 51 (7): 741-755.

[109] Curtis K J, Coughlin T R, Varsanik M A, et al. Shear stress in bone marrow has a dose dependent effect on cfos gene expression in in situ culture [J]. Cellular and Molecular Bioengineering, 2019, 12 (6): 559-568.

[110] Frost H M. Why the ismni and the utah paradigm? their role in skeletal and extraskeletal disorders [J]. Journal of MusculoskeletaL & Neuronal Interactions, 2000, 1 (1): 5-9.

[111] Frost H M. The Utah paradigm of skeletal physiology: an overview of its insights for bone, cartilage and collagenous tissue organs [J]. Journal of Bone & Mineral Metabolism, 2000, 18 (6): 305-316.

[112] Tiwari A K, Kumar R, Tripathi D, et al. In silico modeling of bone adaptation to rest-inserted loading: strain energy density versus fluid flow as stimulus [J]. Journal of Theoretical Biology, 2018, 446 (5) 110-127.

[113] Adachi T, Kameo Y. Computational biomechanics of bone adaptation by remodeling [M] //Pivonka P. Multiscale Mechanobiology of Bone Remodeling and Adaptation. Cham; Springer International Publishing. 2018, 23: 231-257.

[114] Tiwari A K, Kumar N. Establishing the relationship between loading parameters and bone adaptation [J]. Medical Engineering & Physics, 2018, 56 (1): 16-26.

[115] Wu X G, Wang Y Q, Wu X H, et al. Effects of microcracks on the poroelastic behaviors of a single osteon [J]. Science China Physics Mechanics & Astronomy, 2014, 57 (11): 2161-2167.

[116] Scala I, Rosi G, Nguyen V H, et al. Ultrasonic characterization and multiscale analysis for the evaluation of dental implant stability: A sensitivity study [J]. Biomedical Signal Processing and Control, 2018, 42: 37-44.

[117] Kwon Y W, Clumpner B R. Multiscale modeling of human bone [J]. Multiscale & Multidisciplinary Modeling Experiments & Design, 2018, 1 (2): 133-143.

[118] Gauthier R, LANGER M, Follet H, et al. 3D micro structural analysis of human cortical bone in paired femoral diaphysis, femoral neck and radial diaphysis [J]. Journal of Structural Biology, 2018, 204 (2): 182-190.

[119] Pastrama M I, Scheiner S, Pivonka P, et al. A mathematical multiscale model of bone remodeling, accounting for pore space-specific mechanosensation [J]. Bone, 2017, 107 (9): 208-221.

[120] Zhang D, Cowin S C. Oscillatory bending of a poroelastic beam [J]. Journal of the Mechanics & Physics of Solids, 1994, 42 (10): 1575-1599.

[121] Rustom L E, Boudou T, Nemke B W, et al. Multiscale porosity directs bone regeneration in biphasic

calcium phosphate scaffolds [J]. Acs Biomaterials Science & Engineering, 2017, 3 (11): 2768-2778.

[122] Nguyen V H, Rosi G, Naili S, et al. Influence of anisotropic bone properties on the biomechanical behavior of the acetabular cup implant: a multiscale finite element study [J]. Comput Methods Biomech Biomed Engin, 2017, 20 (12): 1-14.

[123] Raum K, Grimal Q, Gerisch A. Multiscale structure-functional modeling of lamellar bone [J]. Journal of the Acoustical Society of America, 2010, 127 (3): 2011-2033.

[124] Morseth B, Emaus N, Wilsgaard T, et al. Leisure time physical activity in adulthood is positively associated with bone mineral density 22 years later. the tromsø study [J]. European Journal of Epidemiology, 2010, 25 (5): 325-331.

[125] Toshihiro S, Meakin L B, Browne W J, et al. Bones' adaptive response to mechanical loading is essentially linear between the low strains associated with disuse and the high strains associated with the lamellar/woven bone transition [J]. Journal of Bone & Mineral Research, 2012, 27 (8): 1784-1793.

[126] Hambli R, Rieger R. Physiologically based mathematical model of transduction of mechanobiological signals by osteocytes [J]. Biomechanics and Modeling in Mechanobiology, 2012, 11 (1-2): 83-93.

[127] Steck R, Niederer P, Tate M L K. A finite element analysis for the prediction of load-induced fluid flow and mechanochemical transduction in bone [J]. Journal of Theoretical Biology, 2003, 220 (2): 249-259.

[128] Wang L, Cowin S C, Weinbaum S, et al. Modeling tracer transport in an osteon under cyclic loading [J]. Annals of Biomedical Engineering, 2000, 28 (10): 1200-1209.

[129] Tate M L K. "Whither flows the fluid in bone?" an osteocyte's perspective [J]. Journal of Biomechanics, 2003, 36 (10): 1409-1424.

[130] Kleinnulend J, Semeins C M, Ajubi N E, et al. Pulsating fluid flow increases nitric oxide (no) synthesis by osteocytes but not periosteal fibroblasts-correlation with prostaglandin upregulation [J]. Biochemical & Biophysical Research Communications, 1995, 217 (2): 0-648.

[131] Piekarski K. Analysis of bone as a composite material [J]. International Journal of Engineering Science, 1973, 11 (6): 557-565.

[132] Hogan H A. Micromechanics modeling of haversian cortical bone properties [J]. Journal of Biomechanics, 1992, 25 (5): 549-556.

[133] 宫赫，张睿，高甲子，等. 宏观-细观-微纳观多层次骨生物力学实验研究. 第十一届全国生物力学学术会议暨第十三届全国生物流变学学术会议 [C], 2015.

[134] Zhang D, Weinbaum S, Cowin S C. On the calculation of bone pore water pressure due to mechanical loading [J]. 1998, 35 (34-35): 4981-4997.

[135] O'Driscoll S, Saris D, Y, Fitzimmons J. The chondrogenic potential of periosteum decreases with age [J]. Journal of Orthopaedic Research, 2010, 19 (1): 95-103.

[136] Greenkorn R A. Porous media fluid transport and pore structure. [J]. Academic Press, 1979, 26 (5): 876-876.

[137] Lemaire T, Capiez-Lernout E, Kaiser J, et al. What is the importance of multiphysical phenomena in bone remodelling signals expression? a multiscale perspective [J]. Journal of the Mechanical Behavior of Biomedical Materials, 2011, 4 (6): 909-920.

[138] Cowin S C, Telega J J. Bone mechanics handbook, 2nd edition [J]. Applied Mechanics Reviews, 2003, 56 (4): B61-B63.

[139] You L D, Weinbaum S, Cowin S C, et al. Ultrastructure of the osteocyte process and its pericellular matrix [J]. Anatomical Record Part A Discoveries in Molecular Cellular & Evolutionary Biology, 2004,

278A (2): 505-513.

[140] Rho J Y, Zioupos P, Currey J D, et al. Microstructural elasticity and regional heterogeneity in human femoral bone of various ages examined by nano-indentation [J]. Journal of Biomechanics, 2002, 35 (2): 189-198.

[141] Budyn É, Hoc T. Multiple scale modeling for cortical bone fracture in tension using X-FEM [J]. Revue Europenne Des lments Finis, 2007, 16 (2): 213-236.

[142] Mcbride S H, Evans S F, Tate M L, et al. Anisotropic mechanical properties of ovine femoral periosteum and the effects of cryopreservation [J]. Journal of Biomechanics, 2011, 44 (10): 1954-1959.

[143] Carpenter R D, Carter D R. Computational simulation of spontaneous bone straightening in growing children [J]. Biomechanics & Modeling in Mechanobiology, 2010, 9 (3): 317-328.

[144] Evans S F, Parent J B, Lasko C E, et al. Periosteum, bone's smart bounding membrane, exhibits direction-dependent permeability [J]. Journal of Bone and Mineral Research 2013, 28 (3): 608-617.

[145] Wu X G, Yu W L, Cen H P, et al. Hierarchical model for strain generalized streaming potential induced by the canalicular fluid flow of an osteon [J]. Acta Mechanica Sinica, 2015, 31 (1): 112-121.

[146] Colnot C, Zhang X, Knothe Tate M L. Current insights on the regenerative potential of the periosteum: molecular, cellular, and endogenous engineering approaches [J]. Journal of Orthopaedic Research, 2012, 30 (12): 1869-1878.

[147] Uchida S, Doi Y, Kudo H, et al. Transient expression of activin betaa mrna on osteoprogenitor cells in rat bone regeneration after drill-hole injury [J]. Bone, 2000, 27 (1): 81-90.

[148] Blott S J, Pye K. Particle shape: a review and new methods of characterization and classification [J]. Sedimentology, 2007, 55 (1): 31-63.

[149] Frost H M. Wolff's law and bone's structural adaptations to mechanical usage: an overview for clinicians [J]. Angle Orthodontist, 1994, 64 (3): 175-188.

[150] Malachanne E, Dureisseix D, Jourdan F. Numerical model of bone remodeling sensitive to loading frequency through a poroelastic behavior and internal fluid movements [J]. Mech Behav Biomed Mater, 2011, 4 (6): 849-857.

[151] Owan I, et al. Mechanotransduction in bone: osteoblasts are more responsive to fluid forces than mechanical strain [J]. American Journal of Physiology, 1997, 273 (3): C810-C815.

[152] Burger E H. Function of osteocytes in bone-their role in mechanotransduction [J]. Journal of Nutrition, 1995, 125 (7 Suppl): 2020S-2023S.

[153] Turner C H. Three rules for bone adaptation to mechanical stimuli [J]. Bone, 1998, 23 (5): 0-407.

[154] Han Y, Cowin S C, Schaffler M B, et al. Mechanotransduction and strain amplification in osteocyte cell processes [J]. Proc Natl Acad Sci U S A, 2004, 101 (47): 16689-16694.

[155] Goliath J R, Stewart M C, Stout S D. Variation in osteon histomorphometrics and their impact on age-at-death estimation in older individuals [J]. Forensic Science International, 2016, 262 (2016): 282.

[156] Thompson D D. Age Changes in bone mineralization, cortical thickness, and haversian canal area [J]. Calcified Tissue International, 1980, 31 (1): 5-11.

[157] Streeter M, Stout S D. The histomorphometry of the subadult rib: age-associated changes in bone mass and the creation of peak bone mass [M]. New York: Springer US, 2003.

[158] Zhang R, Gong H, Zhu D, et al. Multi-Level femoral morphology and mechanical properties of rats of different ages [J]. Bone, 2015, 76: 76-87.

[159] Martin R B. Structure, Function and adaptation of compact bone [J]. Skeletal Radiology, 1989, 18 (7): 506-506.

[160] Qiu S, Fyhrie D P, Palnitkar S, et al. Histomorphometric assessment of haversian canal and osteocyte lacunae in different-sized osteons in human rib [J]. Anatomical Record, 2003, 272A (2): 520-525.

[161] Turunen M J, Kaspersen J r D, Olsson U, et al. Bone mineral crystal size and organization vary across mature rat bone cortex [J]. Journal of Structural Biology, 2016, 195 (3): 337-344.

[162] Oers R F M V, Ruimerman R, Rietbergen B v, et al. Relating osteon diameter to strain [J]. Bone, 2008, 43 (3): 0-482.

[163] Skedros J G, Sorenson S M, Jenson N H. Are distributions of secondary osteon variants useful for interpreting load history in mammalian bones [J]. Cells Tissues Organs, 2007, 185 (4): 285-307.

[164] Skedros J G, Bloebaum R D, Mason M W, et al. Analysis of a tension/compression skeletal system: possible strain-specific differences in the hierarchical organization of bone [J]. Anatomical Record, 1994, 239 (4): 396-404.

[165] Zhang D. Oscillatory pressurization of an animal cell as a poroelastic spherical body [J]. Annals of Biomedical Engineering, 2005, 33 (9): 1249-1269.

[166] Faingold A, Cohen S R, Wagner H D. Nanoindentation of Osteonal Bone Lamellae [J]. Journal of the Mechanical Behavior of Biomedical Materials. J Mech Behav Biomed Mater, 2012, 9: 198-206.

[167] Ascenzi M G, Kawas N P, Lutz A, et al. Individual-specific multi-scale finite element simulation of cortical bone of human proximal femur [J]. Journal of Computational Physics, 2013, 244 (244): 298-311.

[168] Nobakhti S, Limbert G, Thurner P J. Cement lines and interlamellar areas in compact bone as strain amplifiers-contributors to elasticity, fracture toughness and mechanotransduction [J]. Journal of the Mechanical Behavior of Biomedical Materials, 2014, 29 (6): 235-251.

[169] Wagner D. Lamellar bone: structure-function relations [J]. Journal of Structural Biology, 1999, 3 (126): 241-255.

[170] Hamed E, Jasiuk I. Multiscale damage and strength of lamellar bone modeled by cohesive finite elements [J]. J Mech Behav Biomed Mater, 2013, 28 (Complete): 94-110.

[171] Leisure G R. A continuous wave technique for the automatic measurement of ultrasonic velocity changes [J]. Review of Scientific Instruments, 1969, 40 (7): 946-948.

[172] 蔡振兵，朱旻昊，高姗姗，等．人股骨密质骨横断面径向微动行为 [J]. 上海交通大学学报，2008，42 (05): 24-27.

[173] Rémond A, Naïli S, Lemaire T. Interstitial fluid flow in the osteon with spatial gradients of mechanical properties: a finite element study [J]. Biomechanics & Modeling in Mechanobiology, 2008, 7 (6): 487-495.

[174] Benalla M, Cardoso L, Cowin S C. Assessment of the Lacunar-Canalicular Permeability Using Harmonic Loading; proceedings of the Biot Conference on Poromechanics, F, 2014 [C].

[175] Burger E H, Smit T H, Tadjoedin E S, et al. Osteon size is related to mechanical strain: a human retrieval study [J]. Bone, 2001, 28 (5): S110.

[176] Khan I, Jamil M M A, Ibrahim T N T, et al. Analysis of age-related changes in haversian canal using image processing techniques; proceedings of the 2016 6th ieee international conference on control system, computing and engineering (ICCSCE), F, 2016 [C].

[177] Shah K M, Orton P, Mani N, et al. Osteocyte physiology and response to fluid shear stress are impaired following exposure to cobalt and chromium: implications for bone health following joint replacement [J]. Journal of Orthopaedic Research, 2017, 35 (8): 1716-1723.

[178] Wittig N, Laugesen M, Birkbak M, et al. Canalicular junctions in the osteocyte lacuno-canalicular net-

work of cortical bone [J]. ACS Nano, 2019, 13 (6): 6421-6430.

[179] Ashman R B, Cowin S C, Buskirk W C, et al. A continuous wave technique for the measurement of the elastic properties of cortical bone [J]. Journal of Biomechanics, 1984, 17 (5): 349-361.

[180] Mayya A, Banerjee A, Rajesh R. Haversian microstructure in bovine femoral cortices: an adaptation for improved compressive strength [J]. Materials Science & Engineering C Materials for Biological Applications, 2016, 59 (C) 454-463.

[181] Wang B, Sun X, Akkus O, et al. Elevated solute transport at sites of diffuse matrix damage in cortical bone: implications on bone repair [J]. Journal of Orthopaedic Research, 2018, 36 (2): 692-698.

[182] Park H C, Lakes R S. Cosserat micromechanics of human bone: strain redistribution by a hydration sensitive constituent [J]. Journal of Biomechanics, 1986, 19 (5): 385-397.

[183] Cen H P, Wu X G, Yu W L, et al. Effects of the microcrack shape, size and direction on the poroelastic behaviors of a single osteon: a finite element study [J]. Acta of Bioengineering & Biomechanics, 2016, 18 (1): 3-10.

[184] Hannah K M, Thomas C D L, Clement J G, et al. Bimodal distribution of osteocyte lacunar size in the human femoral cortex as revealed by micro-CT [J]. Bone, 2010, 47 (5): 866-871.

[185] Nango N, Kubota S, Hasegawa T, et al. Osteocyte-directed bone demineralization along canaliculi [J]. Bone, 2016, 84: 279-288.

[186] Dong P, Haupert S, Hesse B, et al. 3D osteocyte lacunar morphometric properties and distributions in human femoral cortical bone using synchrotron radiation micro-ct images [J]. Bone, 2014, 60 (3): 172-185.

[187] Gustafsson A, Wallin M, Khayyeri H, et al. Crack propagation in cortical bone is affected by the characteristics of the cement line: a parameter study using an xfem interface damage model [J]. Biomechanics and Modeling in Mechanobiology, 2019, 18 (8): 1247-1261.

[188] Curtis T, Ashrafi S, Weber D. Canalicular communication in the cortices of human long bones [J]. The Anatomical Record, 1985, 212 (4): 336-344.

[189] Gatti V, Azoulay E M, Fritton S P. Microstructural changes associated with osteoporosis negatively affect loading-induced fluid flow around osteocytes in cortical bone [J]. Journal of Biomechanics, 2017, 66 (3): 127-136.

[190] Cabahug-Zuckerman P, Stout R F, Majeska R J, et al. Potential role for a specialized β3 integrin-based structure on osteocyte processes in bone mechanosensation: novel mechanotransduction structure on osteocyte process [J]. Journal of Orthopaedic Research, 2017, 36 (2): 642-652.

[191] Kameo Y, Ootao Y, Ishihara M. Poroelastic analysis of interstitial fluid flow in a single lamellar trabecula subjected to cyclic loading [J]. Biomechanics & Modeling in Mechanobiology, 2016, 15 (2): 361-370.

[192] Lambers F M, Kuhn G, Weigt C, et al. Bone adaptation to cyclic loading in murine caudal vertebrae is maintained with age and directly correlated to the local micromechanical environment [J]. Journal of Biomechanics, 2015, 48 (6): 1179-1187.

[193] Biswas S, Pramanik P C, Dasgupta P, et al. Study of microstructure and mechanical properties of human cortical bone [J]. Journal of Mechanical Behavior of Biomedical Materials, 2017, 65: 688-704.

[194] Kristin G, Tove L, Ringvoll N K, et al. Hip structure analyses in acromegaly: decrease of cortical bone thickness after treatment: a longitudinal cohort study [J]. JBMR plus, 2019, 3 (12): 1-11.

[195] Pan C Y, Liu P H, Tseng Y C, et al. Effects of cortical bone thickness and trabecular bone density on primary stability of orthodontic mini-implants [J]. Journal of Dental Sciences, 2019, 14 (4):

178-183.

[196] Carter Y, Thomas C D L, Clement J G, et al. Variation in osteocyte lacunar morphology and density in the human femur—a synchrotron radiation micro-CT study [J]. Bone, 2013, 52 (1): 126-132.

[197] Skedros J G, Sorenson S M, Hunt K J, et al. Ontogenetic structural and material variations in ovine calcanei: a model for interpreting bone adaptation [J]. The Anatomical Record Advances in Integrative Anatomy and Evolutionary Biology, 2007, 290 (3): 284-300.

[198] Dunlop J W C, Hartmann M A, Bréchet Y J, et al. New suggestions for the mechanical control of bone remodeling [J]. Calcified Tissue International, 2009, 85 (1): 45-54.

[199] Giorgio I, dell'Isola F, Andreaus U, et al. On mechanically driven biological stimulus for bone remodeling as a diffusive phenomenon [J]. Biomechanics and Modeling in Mechanobiology, 2019, 18 (6): 1639-1663.

[200] Verbruggen S W, Vaughan T J, McNamara L M. Mechanisms of osteocyte stimulation in osteoporosis [J]. Journal of the Mechanical Behavior of Biomedical Materials, 2016, 62: 158-168.

[201] 陈岱琳，吴建华，方颖．流体剪应力作用下趋化因子 cxcl12 诱导的白细胞整合素 lfa-1 的激活 [J]. 医用生物力学，2017，32 (6)：548-554.

[202] 孙晓江，戴尅戎，汤亭亭．流体剪切应力对骨细胞分子活动的影响 [J]. 医用生物力学，2007，22 (1)：109-114.

[203] Maycas M, Esbrit P, Gortázar A R. Molecular mechanisms in bone mechanotransduction [J]. Histology & Histopathology, 2017, 32 (8): 751-760.

[204] Benalla M, Palacio-Mancheno P E, Fritton S P, et al. Dynamic permeability of the lacunar-canalicular system in human cortical bone [J]. Biomechanics & Modeling in Mechanobiology, 2013, 13 (4): 801-812.

[205] Santos A, Bakker A D, Klein-Nulend J. The role of osteocytes in bone mechanotransduction [J]. Osteoporosis International, 2009, 20 (6): 1027-1031.

[206] Bacabac R G, Mizuno D, Schmidt C F, et al. Round versus flat: bone cell morphology, elasticity, and mechanosensing [J]. Journal of Biomechanics, 2008, 41 (7): 1590-1598.

[207] Hemmatian H, Bakker A D, Klein-Nulend J, et al. Aging, osteocytes, and mechanotransduction [J]. Current Osteoporosis Reports, 2017, 15 (5): 1-11.

[208] Rolvien T, Schmidt F N, Milovanovic P, et al. Early bone tissue aging in human auditory ossicles is accompanied by excessive hypermineralization, osteocyte death and micropetrosis [J]. Scientific Reports, 2018, 8 (1): 1-11.

[209] Remaggi F, Canè V, Palumbo C, et al. Histomorphometric study on the osteocyte lacuno-canalicular network in animals of different species Ⅰ. woven-fibered and parallel-fibered bones [J]. Italian Journal of Anatomy and Embryology, 1998, 103 (4): 145-155.

[210] Ferretti M, Muglia M A, Remaggi F, et al. Histomorphometric study on the osteocyte lacuno-canalicular network in animals of different species Ⅱ. parallel-fibered and lamellar bones [J]. Italian Journal of Anatomy and Embryology, 1999, 104 (3): 121-131.

[211] Ascenzi M G, Gill J, Lomovtsev orientation of collagen at the osteocyte lacunae in human secondary osteons [J]. Journal of Biomechanics, 2008, 41 (16): 3426-3435.

[212] Bach-Gansmo F, Weaver J, Jensen M, et al. Osteocyte lacunar properties in rat cortical bone: differences between lamellar and central bone [J]. Journal of Structural Biology, 2015, 191 (1): 59-67.

[213] Miszkiewicz J J, Mahoney P. Histomorphometry and cortical robusticity of the adult human femur [J]. Journal of Bone & Mineral Metabolism, 2018, 37 (5): 1-15.